DER
DARM

Unser Jung-brunnen

Anita Frauwallner

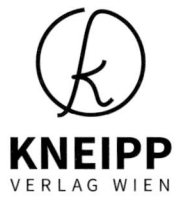

KNEIPP
VERLAG WIEN

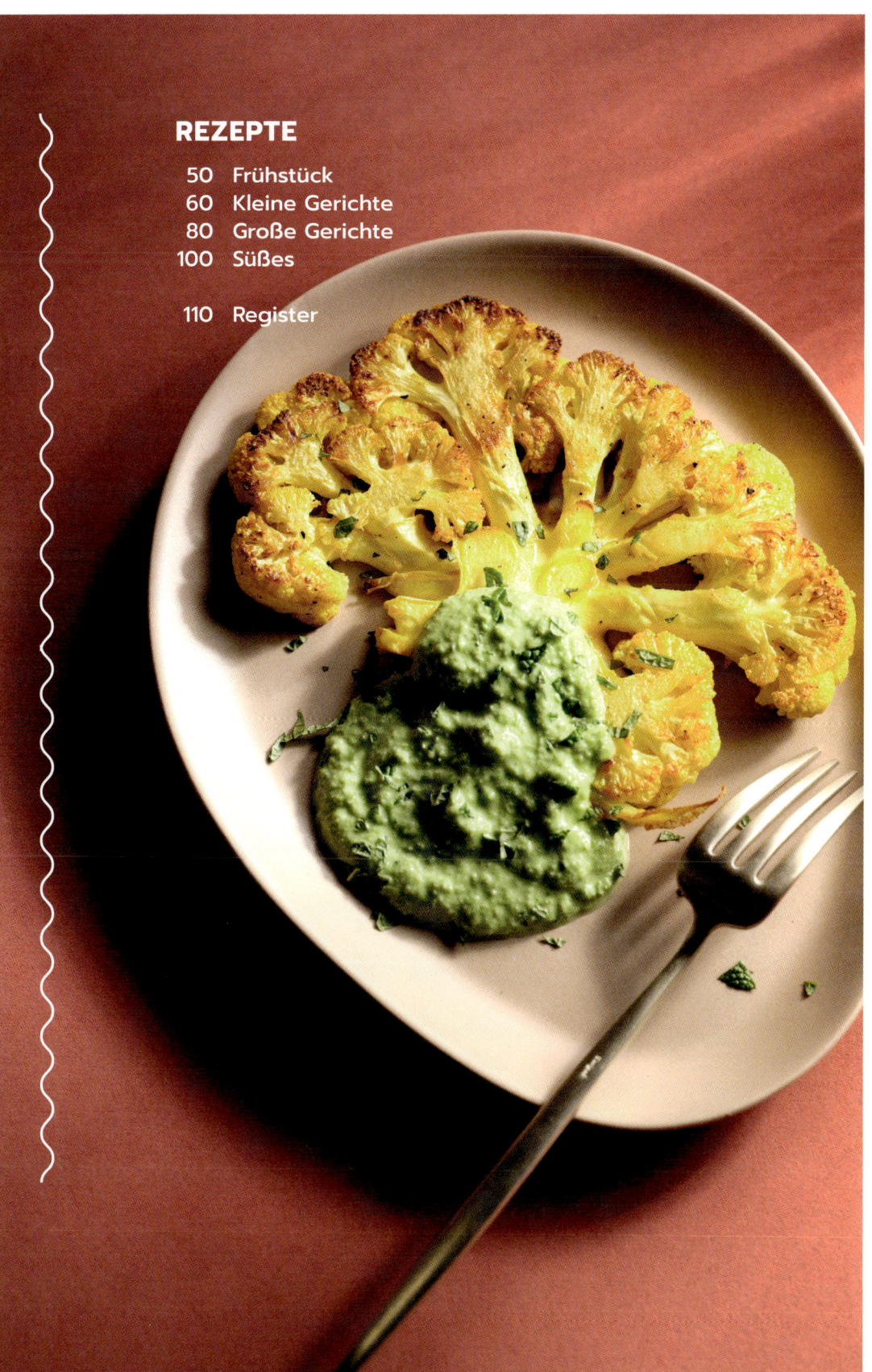

REZEPTE

Alle wollen alt werden, aber keiner will es sein

Gustav Knuth

Diese Aussage, die dem deutschen Schauspieler Gustav Knuth zugeschrieben wird, trifft für mich den Nagel auf den Kopf. Ich denke, dass die meisten Menschen den Wunsch haben, lange zu leben. Dabei meinen wir allerdings nicht jenes Leben alter Menschen, das wir so oft sehen: voller körperlicher und psychischer Einschränkungen oder chronischer Krankheit. Ganz im Gegenteil: Wir träumen von einem erfüllten Leben voller Vitalität und Freude. Genau jene Lebensqualität, die wir in unserer Jugend so genossen haben. Und ich selbst konnte meiner Mutter in den letzten Jahren ihres Lebens so viel an Gesundheit und Freude geben – einfach nur durch mein Wissen über die Zusammenhänge zwischen den winzig kleinen Lebewesen in unserem Darm und unserer körperlichen und geistigen Frische. Obwohl sie nach einem Unfall im Rollstuhl sitzen musste, all ihre Freunde bereits längst gestorben waren und sie auch fast nichts mehr sehen konnte, sagte sie mir kurz vor ihrem Tod etwas, das ich nie vergessen werde: „Weißt du Anita, ich lebe auch mit 98 Jahren noch wirklich gerne."

Das habe ich nun nach ihrem Tod als Auftrag gesehen, mehr Menschen Einblicke in das zu geben, was ich unseren inneren Jungbrunnen nenne – die Gemeinschaft von Billionen Bakterien in unserem Darm, die uns mit ihren unterschiedlichen Fähigkeiten nicht einfach nur am Leben erhalten, sondern die uns all das auch im Alter noch geben, worüber wir in der Jugend verfügen: gute Laune und einen vitalen Körper ohne Schmerzen.

Folgen Sie mir in diese Welt, die noch bei ihrer Entdeckung Angst und Schrecken verbreitete, so schockiert waren die ersten Forscher über dieses Leben **in uns. Ein Leben, das wir in den letzten Jahrzehnten immer besser verstehen lernen durften. Freuen Sie sich auf die Einblicke in diesen faszinierenden Mikrokosmos in uns!**

Auf der Suche nach dem Jungbrunnen

Die Suche nach dem Quell der ewigen Jugend – dem berühmten Jungbrunnen, der uns auch im Alter so gesund, vital und aktiv sein lässt wie in unseren besten Jahren, scheint so alt zu sein wie die Geschichte der Menschheit selbst. Die Legende des Jungbrunnens besagt, dass jedem, der von seinem Wasser trinkt oder ihn ihm badet, Verjüngung und Heilung zuteil wird. Dieser Mythos einer magischen Quelle, die uns jugendliches Aussehen, Kraft, Gesundheit und Energie wie durch Zauberhand wiedergibt, scheint fest in den Köpfen der Menschen verankert zu sein.

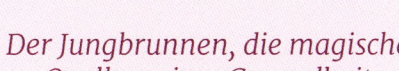

Der Jungbrunnen, die magische Quelle ewiger Gesundheit und Schönheit!

Er findet sich in den verschiedensten Kulturen und taucht im Laufe der Geschichte immer wieder auf. Erste Erwähnungen kommen bereits im 5. Jahrhundert vor Christus in den Schriften des griechischen Geschichtsschreibers Herodot vor sowie im Alexanderroman, der bereits kurz nach dem Tode Alexanders des

Großen von dessen Kraft, Schönheit und Eroberungen berichtet. Im 16. Jahrhundert nach Christus ließ sich der Legende nach so manch kolonialer Eroberer erneut vom Mythos des Jungbrunnens mitreißen und machte sich auf die beschwerliche Suche nach dem Quell der ewigen Jugend, der interessanterweise auch in den Geschichten der indigenen Völker der Karibikinseln auftauchte. Seit der Renaissance wird der Jungbrunnen auch immer wieder in den bildenden Künsten dargestellt. Etwa in einem bekannten Ölgemälde von Lucas Cranach dem Älteren aus dem Jahr 1546, das ein Wasserbecken zeigt, in das gealterte Menschen auf der einen Seite hineinsteigen und auf der anderen Seite verjüngt wieder herauskommen. Das würden wir uns wohl alle wünschen!

Der Darm und seine Bewohner: der Jungbrunnen in uns

Ein Leben lang jung, gesund und vital sein – und das am besten noch, ohne dafür etwas tun zu müssen? Dass das Rezept für die ewige Jugend nicht ganz so einfach sein kann, sagt uns der Hausverstand – und seit vielen Jahren auch die Wissenschaft. Unsere Lebensweise, genauer gesagt, wie wir unseren Körper behandeln, hat großen Einfluss darauf, wie schnell und auf welche Art und Weise wir altern. Angefangen von der Ernährung über Sport und Bewegung bis hin zu den Faktoren Stress und mentale Belastungen – das alles lässt uns altern.

Aber den einen mehr, den anderen weniger! Warum?

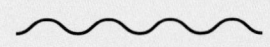

Unser Darmmikrobiom hat enormen Einfluss darauf, wie schnell wir altern

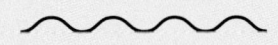

Glücklicherweise steht die Wissenschaft nicht still und hat in den vergangenen Jahren erstaunliche Entdeckungen gemacht, die ganz genau das beweisen, was ich selbst in unserer jahrzehntelangen Forschung beobachten konnte und auch täglich am eigenen Leib verspüre: Unser Darmmikrobiom – also Billionen von nützlichen Bakterien, die in unserem Darm leben – hat enormen Einfluss darauf, wie schnell wir altern. Aktuelle Forschungen zeigen, dass die Vielfalt dieser winzig kleinen Mitbewohner in und auf uns maßgeblich daran beteiligt ist, wie lange wir leben, aber auch an welchen Krankheiten wir im Alter leiden – oder eben nicht. Denn unsere hilfreichen Darmbewohner beeinflussen neben unzähligen anderen Vorgängen in unserem Körper insbesondere auch unser Immunsystem sowie Entzündungsprozesse, die an so gut wie jeder altersbedingten Veränderung beteiligt sind.

Der Schlüssel zum gesunden Altern – im übertragenen Sinne also der lang gesuchte Jungbrunnen – liegt demnach in uns selbst: in unserem Darm und seinen mikroskopisch kleinen Mitbewohnern. Diese zu hegen und zu pflegen, mit ihren Lieblingsspeisen zu füttern und so für ein möglichst stabiles Gleichgewicht in unserem Darm zu sorgen, sollte deshalb das oberste Ziel aller Menschen sein, die sich ein langes Leben voller Gesundheit, Energie und Vitalität wünschen.

Nahrung für den Jungbrunnen – einfach und alltagstauglich

In diesem Buch möchte ich Ihnen all das, was für Sie relevant ist an Wissen aus meiner jahrzehntelangen Erfahrung im Bereich der Mikrobiomforschung kurz und kompakt weitergeben.

Umsorgen Sie sich und Ihren Darm

Noch besser: Ich habe eine Reihe von Rezepten für Sie zusammengestellt, die nicht nur Ihnen, sondern auch Ihren Darmbakterien schmecken werden und obendrein noch einfach und schnell zubereitet werden können – selbst wenn es im hektischen Alltag mal schnell gehen muss.

Damit der Jungbrunnen in Ihnen niemals versiegt.

Ihre
Anita Frauwallner

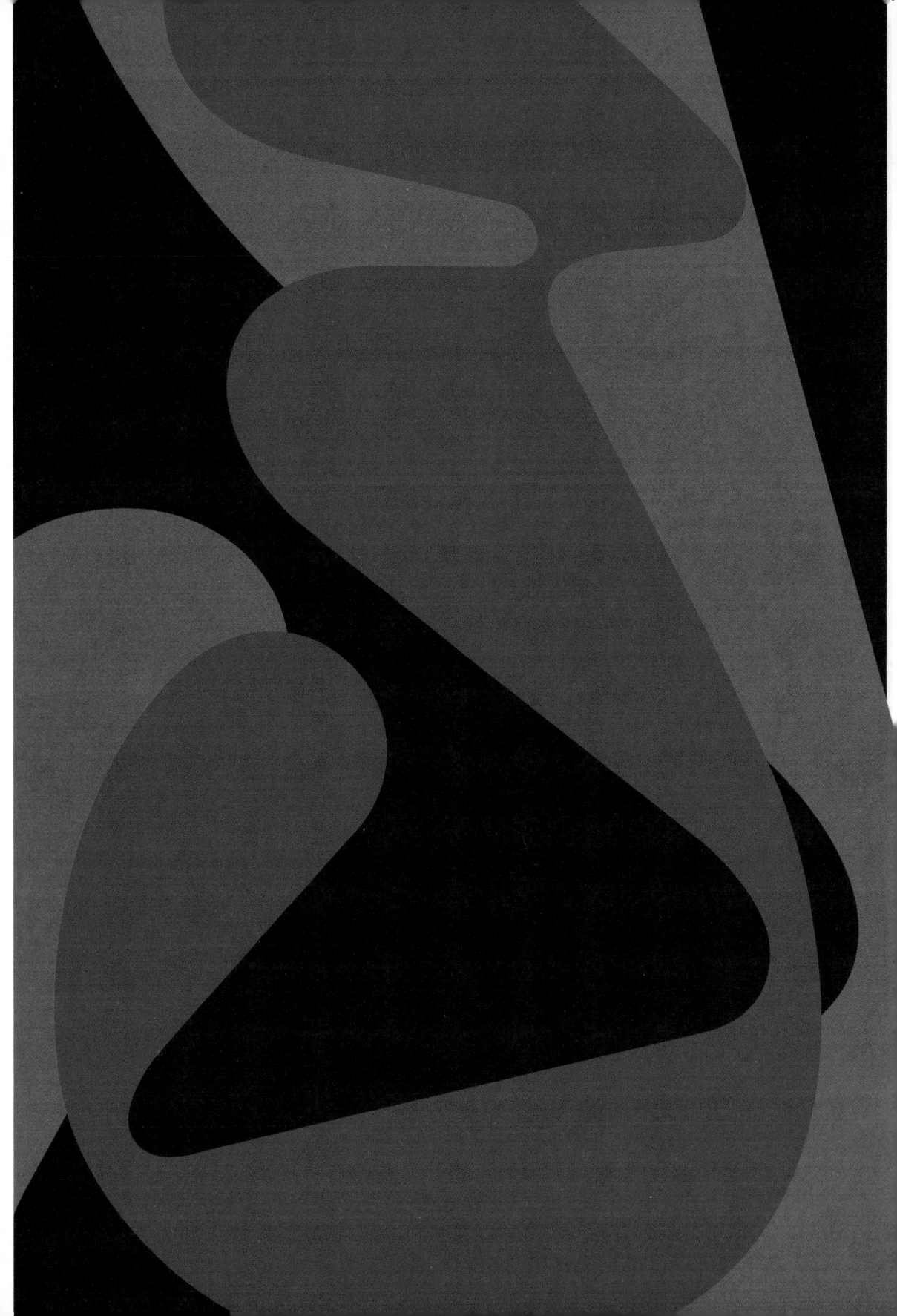

Unser Jungbrunnen

Das Mikrobiom der Hundertjährigen

Die Darmflora eines alten Menschen stellt man sich am besten vor wie eine Art Rückkehr zum Zustand des Kleinkindes. Die Vielfalt der Bakterien nimmt immer mehr ab und damit zugleich auch die Funktionen des Körpers. Genau wie bei einem Kind, das in den ersten Lebensjahren eine noch unreife Darmflora besitzt, kann bei einem alten Menschen die Balance der verschiedenen Mikroben komplett entgleist sein und sich eine Dysbiose einstellen, also zu wenige gute Arten, die normalerweise als „Polizisten" und „Handwerker" für einen funktionierenden Organismus sorgen und stattdessen ein Übergewicht an Bakterienarten, die Toxine produzieren und die Kommunikation im Körper blockieren.

Die Balance der verschiedenen Bakterienarten ist für unsere Gesundheit immens wichtig.

Die Nährstoffverarbeitung, für die unsere kommensalen Darmmikroben zuständig sind, verliert dann an Effizienz; Vitamine, Spurenelemente und Mineralstoffe werden nur mehr unzureichend in den Körper aufgenommen. Kommen dann noch zusätzliche Belastungen wie eine einseitige Ernährung oder psychische Probleme wie etwa eine Altersdepression hinzu, so gerät der Körper mitunter schnell an seine Grenzen. Oft genügt dann eine scheinbar

„banale" Erkrankung wie eine Erkältung oder Durchfall nach einem Antibiotikum - und das Leben eines Menschen findet vorschnell ein Ende.

GUT *zu wissen*

Kommensale Darmmikroben

Als kommensale Darmmikroben werden jene Bakterien bezeichnet, die auf natürliche Weise den menschlichen Darm besiedeln, ohne den Wirtsorganismus dabei zu schädigen. Mensch und Bakterien bilden dabei in den meisten Fällen eine Symbiose: eine Gemeinschaft, aus der alle Beteiligten einen Nutzen ziehen.

Durch die abnehmende Vielfalt der im alternden Menschen vorhandenen Bakterienarten nimmt nämlich auch die durch diese Mikroben optimierte Immunabwehr gegen Krankheitserreger ab und es kommt damit zu einer markanten Schwächung der so wichtigen Darmbarriere (siehe Seite 12). Es kommt noch schlimmer: Da das Immunsystem älterer Menschen immer langsamer auf eine Bedrohung von außen reagiert, schwächt dies die Abwehr von Krankheitserregern noch weiter, sodass letztlich auch vergleichsweise harmlose Keime plötzlich zu einer existenziellen Bedrohung werden können. Damit nicht genug, führt die regulatorische Trägheit des gealterten Immunsystems dazu, dass einmal in Gang gesetzte Abwehrmaßnahmen nicht mehr so schnell zurückgenommen werden können, wie es für das Ausmaß der Bedrohung nötig wäre. So kommt es zu charakteristischen Überreaktionen der angeborenen, aber auch der erworbenen Immunabwehr, wie sie während der Corona-Pandemie im Zytokinsturm von älteren Patienten traurige Berühmtheit erlangte. Der Patient scheint die Krankheit bereits überstanden zu haben und stirbt dennoch innerhalb weniger Tage aufgrund der durch das eigene Immunsystem angerichteten Schäden in Lunge und Darm.

Doch betrachtet man die Darmbakterienbesiedlung von gesunden, aktiv am Leben teilnehmenden Hundertjährigen, fällt auf, dass diese sich deutlich von der Darmbesiedelung wirklich stark gealterter und geschwächter Menschen unterscheidet. Die aktiven Hundertjährigen nämlich haben eine ganze Reihe wichtiger Bakterienarten in ihrem Darm erhalten können, von denen eine besonders positive Wirkung sowohl auf die Aufschließung der Nährstoffe als auch auf die Immunabwehr ausgeht. So entstehen ganz individuelle, einzigartige Bakteriengemeinschaften und mit diesen gelingt es den gesunden Hundertjährigen auf wunderbare Weise, sich eine enorme gesundheitliche Stabilität bis in ihr hohes Alter zu erhalten.

Kümmern Sie sich so früh wie möglich um ein intaktes Mikrobiom.

Will man also ein langes und möglichst unbeschwertes Leben führen – und wer möchte das nicht gerne –, dann empfehlen Altersforscher rund um die Welt, sich möglichst frühzeitig um ein intaktes Mikrobiom zu kümmern – also um eine ideale Bakteriengemeinschaft in und auf uns.

GUT *zu wissen*

Mikrobiom

Das Mikrobiom beschreibt die Gesamtheit aller Mikroorganismen und deren Gene, die einen bestimmten Lebensraum besiedeln. Dazu zählen neben Bakterien auch Archaeen, Pilze, Protozoen, Mikroalgen und Viren. Als Mikrobiota werden alle lebenden Mikroorganismen bezeichnet, die ein Mikrobiom bilden.

Aber wie bekommen wir ein gesundes Mikrobiom? Wie kann man die Zusammensetzung der eigenen Darmflora gezielt so beeinflussen, dass eine gute Chance besteht, diese Einzigartigkeit der Mikrobiota von gesunden Hundertjährigen zu erreichen?

Wissenschaftliche Untersuchungen haben gezeigt, dass es im Wesentlichen zwei Wege dorthin gibt. Zum einen spielen die beiden häufigsten Bakteriengattungen im Darm, *Bacteroides* und *Prevotella*, eine zentrale Rolle. Diese erhält man sich einerseits durch eine reduzierte Menge an Fett und Zucker, die man täglich zu sich nimmt (Hundertjährige sind nie übergewichtig), und andererseits durch ausreichend Ballaststoffe, welche die Vermehrung von wichtigen Bakterienarten der Gattung *Prevotella* fördern. Damit geht man schon einmal den richtigen Weg. Doch wie sich in all den Gegenden zeigt, in denen besonders viele Hundertjährige leben, gehört auch dazu, dass man den fröhlichen Austausch pflegt und nicht den Griesgram, und dass man sich eben auch bewegt und seiner Arbeit nachgeht, sowohl körperlich als auch geistig.

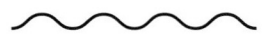

Ein erster Schritt für eine gute Darmbesiedlung: weniger Fett und Zucker, mehr Ballaststoffe

Gerade ein „Problemdarm" hat Schwierigkeiten, gute Nährstoffe aus der Ernährung aufzunehmen. Daher hilft es vielen Menschen mit Darmbeschwerden oder aus Darmproblemen resultierenden Beschwerden, zum Start eine Darmkur zu machen. Danach werden Sie von den Rezepten im letzten Teil dieses Buches optimal profitieren. So kann diese Darmkur aussehen:

Allgemeine Darmkur zum optimalen Start – 3 Schritte in den Jungbrunnen

1. Spezielle Huminsäuren zur effizienten Bindung und Ausscheidung von seit Langem angesammelten Giftstoffen im Darm, die zusätzlich noch in den Lage sind, den pH-Wert im Darm so zu senken, dass sich nur positive Bakterien ansiedeln können, nicht jedoch Krankheitserreger: **z.B. OMNILOGIC HUMIN®, 3x1 Kapsel/Tag**

2. Ein studiengeprüftes Probiotikum, das den richtigen Kick für Ihr Immunsystem gibt und aus humanen, also im menschlichen Darm lebenden Bakterien besteht: **z.B. OMNI-BIOTIC® 6, 1 Beutel/Tag**

3. Ein Nährstoff-Produkt, das aus spezifisch zusammengestellten Vitaminen, Mineralien und Spurenelementen besteht, die besonders geeignet sind zur Produktion von Mucus (= Schleim) und zur Stärkung der Darmbarriere (siehe Seite 13), damit Stress oder falsche Ernährung sich nicht sofort negativ auf unsere Gesundheit auswirkt: **z.B. META-CARE® Darm Fit, 3x1 Kapsel/Tag**

Je länger man solch eine Trias zu sich nimmt, umso eher besteht nach den Erkenntnissen der modernen Mikrobiom-Wissenschaft die Chance, bei guter Gesundheit ein hohes Alter zu erreichen. So ausgestattet – oder aber so optimal unterstützt – steht der Feier des 100. Geburtstags mit Musik und Tanz nichts mehr im Wege.

Die Darmbarriere

Unser Darm wurde in den alten Kulturen wie dem Ayurveda Indiens als die Mitte des Lebens gesehen, doch in der westlichen Welt wurde er über viele Jahrhunderte lediglich als eine Art Verdauungsschlauch betrachtet. Das hat sich als großer Irrtum herausgestellt, denn der Darm und seine Bewohner, heute als Darmmikrobiota (siehe Kasten Seite 11) bezeichnet, spielen eine entscheidende Rolle für unsere Gesundheit.

Eine schier unglaubliche Vielfalt von bis zu 1000 verschiedenen Bakterienstämmen steuert unser Immunsystem, den Zustand der Haut, der Lunge und des Genitaltrakts und hat sogar Einfluss auf unser Gefühlsleben, da der Darm durch Nervensignale, durch Hormone und Botenstoffe direkt über die sogenannte Darm-Hirn-Achse mit unserem Gehirn verbunden ist und ununterbrochen Nachrichten dorthin schickt. Wer verstehen will, warum unser Darm von so zentraler Bedeutung für die Gesundheit unseres gesamten Organismus ist, muss zuerst den Aufbau und die Funktion der Darmbarriere verstehen.

Wir müssen unsere guten Darmbakterien ausreichend füttern

In einem gesunden Darm leben etwa 100 Billionen Bakterien, die mit den durch sie produzierten Vitaminen, Hormonen und Metaboliten (Stoffwechselprodukte) jede einzelne Zelle in unserem Körper erreichen können. Sie verarbeiten auch die für uns eigentlich unverdaulichen Ballaststoffe zu besonders wichtigen kurzkettigen Fettsäuren. Diese werden von fast allen Geweben des Körpers, einschließlich des Gehirns, benötigt, weil sie uns einerseits Energie zur Verfügung stellen und andererseits für die Regulierung von Entzündungsprozessen zuständig sind. Deshalb ist es ratsam, ausreichend Ballaststoffe mit der Nahrung aufzunehmen. Würde man das nicht tun, ließe man wichtige probiotische Bakterien einfach verhungern.

Wesentlich dünner besiedelt als der Dickdarm ist der Dünndarm. Doch auch jene Bakterien, die in diesem Abschnitt des Verdauungstraktes leben, spielen eine große Rolle. Zum Beispiel die Laktobazillen: Ihre Aufgabe ist es unter anderem, durch die Produktion von Milchsäure den pH-Wert im gesamten Darm zu stabilisieren. Sie sorgen dafür, dass sich andere gesundheitsförderliche Bakterien in unserem Darm wohlfühlen und verhindern, dass sich Fäulnis- und Gärkeime, aber auch Krankheitserreger wie Viren ausbreiten und den Menschen krank machen.

Darmbarriere

Intakte Darmbarriere

Durchlässige Darmbarriere

- ❦ Darmbakterein
- ◁ Fremdstoffe
- ← Mucus
- ⦚ Tight Junction
- ● Immunzellen

Nicht alles, was wir mit der Nahrung aufnehmen, ist gut für uns.

Unserer Darmbarriere besteht aus drei Schichten: Schleim-schicht (Mucus), Epithelzellen-schicht, Bindegewebsschicht (Lamina propria).

Essenziell für das Funktionieren des menschlichen Körpers ist das Vorhandensein der sogenannten Darmbarriere. Denn die gesamte Nahrung wird vom Mund in den Magen und dann in den Darm geschoben, doch nicht alles davon ist für die menschlichen Zellen gut. Denken Sie an die Spritzmittel auf dem Obst, die Emulgatoren im Joghurt oder die Farbstoffe und andere chemische Hilfsmittel im Großteil der verarbeiteten Nahrungsmittel. Im Darm muss genau getrennt werden zwischen wichtigen Nährstoffen und ausscheidungspflichtigen Substanzen. Um dies perfekt auszuführen, ist die Darmbarriere aus drei Schichten zusammengesetzt.

Die innerste besteht aus Schleim (auch Mucus genannt), darin sitzen ganz oben unsere Darmbakterien. Dringen nun fremde Keime in den Darm ein, wird eine intakte Darmflora in der Lage sein, den Angriff abzuwehren. Ein gesunder Darm ist von oben bis unten mit diesen guten Darmbakterien besiedelt. Sie machen es fremden Bakterien unmöglich, im Darm sesshaft zu werden und dort Schaden anzurichten.

Als zweite Schicht finden wir jene der Epithelzellen. Diese stehen in einem gesunden Darm dicht an dicht, allerdings ist es nur eine einzige Reihe an diesen wichtigen Zellen, aneinandergereiht wie auf einer Perlenschnur und verbunden durch selektiv durchlässig Membranproteine – die sogenannten „Tight Junctions" (dichte Verbindungen). Diese Verbindungen zwischen den Zellen öffnen sich, um nützliche Stoffe gezielt in das Innere des Organismus vordringen zu lassen, schließen aber dicht gegen eben jene Stoffe aus der Nahrung, die nichts in unserem Blut verloren haben. Das ist echt sinnvoll, da der Darm die Grenze zwischen der Außenwelt und dem Körperinneren mit allen Organen darstellt.

*Tight Junctions – clevere
Schranke im Darm*

Aber es gibt noch ein drittes Abwehrsystem, um unsere Organe zu schützen: die Lamina propria, die Heimat für 80 % unserer Immunzellen. Haben giftige Substanzen oder krankmachende Keime doch die ersten beiden Schichten überwunden, so sind nämlich sie da: dendritische Zellen, T-Zellen, B-Zellen usw. deren einziges Ziel es ist, all das abzuwehren und aufzusaugen, was keinesfalls in den Körper eindringen darf.

GUT *zu wissen*

Lamina propria

Die Lamina propria ist jene Bindegewebsschicht, die unterhalb von Schleimschicht und Epithelzellen angesiedelt ist. In dieser Schicht befinden sich Blutgefäße, Lymphgefäße und Nervenbahnen sowie 80 % aller Immunzellen unseres Körpers!

So ist es nachvollziehbar, dass das sensible Wunderwerk Darm auf aktive Darmsymbionten angewiesen ist. Denn jene gefährlichen Keime, die in uns schwere Krankheiten auslösen, sind nicht nur unsere Feinde, sondern auch ihre Feinde, die auch ihren Tod verursachen. Wenn die Zusammensetzung der Darmflora in Artenvielfalt und Anzahl nützlicher Bakterien gestört ist, bildet sich eine Entzündung und die Kette der Epithelzellen löst sich – es entsteht ein sogenannter „Leaky Gut" (durchlässiger Darm). Dann dringen Schadstoffe und Keime in den Blutkreislauf ein, die ein gesunder Darm einfach binden und ausscheiden würde. Das Immunsystem ist durch den Abwehrkampf aufs Äußerste gefordert, ja oft überfordert. In der Folge reagieren die Immunzellen überschießend und dies manifestiert sich dann häufig als zurückbleibende Lebensmittelunverträglichkeit oder Allergie. Kommt in dieser Situation kein Nachschub an gesunden Darmbakterien und bleibt dieses Problem über einen längeren Zeitraum, so wandern krankheitserregende Stoffe bis an die entlegensten Orte des Körpers. Sie können dann beispielsweise Ekzeme auf der Haut verursachen, rheumatische Entzündungsprozesse in Gang setzen oder sogar unsere Psyche so beeinträchtigen, dass schwere Depressionen auftreten.

*Eine gesunde Ernährung
sowie regelmäßige Bewegung
halten unseren Darm gesund.*

In unserer hektischen Zeit ist es nicht einfach, einen gesunden Lebensstil zu pflegen, dieser ist aber für die Darmgesundheit essenziell. Besonders hervorzuheben sind zwei Faktoren: Ernährung und Bewegung. Ein abwechslungsreicher, idealerweise regionaler Speiseplan mit Bioprodukten erfreut nicht nur den Gaumen, sondern auch die Darmbewohner.

Und warum Bewegung? Regelmäßige sportliche Betätigung unterstützt den Darm bei der Verdauung, führt zur Ausschüttung von Endorphinen, unseren Glückshormonen, baut Stress ab und hält auch den Rest des Körpers in Schwung. Doch dazu komme ich noch!

Es gibt viele Faktoren, die dazu beitragen, dass die Darmflora aus dem Gleichgewicht geraten kann und daraus die bereits beschriebene Dysbiose (siehe auch Seite 16) resultiert. Besonders schädlich für die gesunde Darmflora sind bestimmte Medikamente, wie über zu lange Zeit eingenommene Protonenpumpenhemmer („Magenschutz"), Statine oder Psychopharmaka, da sie das Milieu des Darms für gute Bakterien extrem unfreundlich verändern.

Besonders dramatisch wirken sich Antibiotika aus: Sie sind oft lebensrettend, aber sie greifen aufgrund ihrer Potenz nicht nur Krankheitserreger an, sondern vernichten einfach alles, was da lebt – eben auch die guten Bakterien. Wenn nun jedoch antibiotikaresistente Keime vorhanden sind, haben es diese besonders leicht, sich zu vermehren, da niemand sie daran hindert, sich in großer Anzahl im Darm anzusiedeln und schwere Durchfälle oder Entzündungen auszulösen. Die Forschung der letzten 20 Jahre hat zudem gezeigt, dass Stress, der übermäßige Konsum von Alkohol sowie das Rauchen in höchstem Maße dazu beitragen, dass gute Bakterien absterben und der Darm immer stärker in Mitleidenschaft gezogen wird, was sich u.a. in einem enormen Anstieg an Krebserkrankungen zeigt.

Das Mikrobiom ist ein Riesenkosmos, in dem komplexe Abläufe stattfinden.

Fest steht: Der Darm, ein bisher oftmals vernachlässigtes Organ, hat durch seine Vielfalt an Bewohnern enormes Potenzial, Körper, Geist und Seele zu dirigieren. Wie in einem exzellenten Orchester, das im perfekten Zusammenspiel Harmonie und Einklang hervorbringt und einfach Lust zu leben macht.

Aktivieren wir den Jungbrunnen in uns

Das Mikrobiom

Ein funktionierender Körper kann ein Jungbrunnen sein. Jeden Tag erneuern sich Zellen unseres Körpers, rote Blutkörperchen werden im Schnitt alle 120 Tage durch neue ersetzt, die Zellen unseres Darmepithels sogar jede Woche. Die Energie für alle physiologischen Prozesse und Veränderungen in unserem Körper schöpfen wir aus der Nahrung, die wir täglich zu uns nehmen. Aber nicht nur unsere Körperzellen nehmen die Stoffe aus der Nahrung auf, wir versorgen mit dem, was wir essen, direkt oder indirekt auch alle Mikroorganismen in und auf unserem Körper, das Mikrobiom.

Unter dem Begriff Mikrobiom verstehen Forscher:innen heute eine komplexe Gemeinschaft aus verschiedensten Lebewesen wie Bakterien, Pilzen, Viren usw. Die Spitzenreiter hinsichtlich Zellteilung sind nicht unsere eigenen Körperzellen, sondern die Zellen dieses Mikrobioms, die im Laufe von Tausenden von Jahren in und auf uns ihren Lebensraum gefunden haben und mit uns in intensivem Austausch und Interaktion leben. Die teilungsaktivsten von ihnen benötigen gerade einmal 20 Minuten für eine Zellteilung und sind für uns die sprichwörtliche Quelle unseres Jungbrunnens. Wir stellen vom Moment der Geburt an unseren Körper als ihren Lebensraum zur Verfügung. Dafür achten die meisten dieser winzig kleinen, aber hochaktiven Wesen auch gut darauf, uns gesund und aktiv zu erhalten. Durch modernste Forschungs- und Analysemethoden wissen wir heute, dass die Gesamtheit der Mikroorganismen, die in und auf unserem Körper leben, die Anzahl unserer Körperzellen um das Zehnfache übersteigt. Die Anzahl unserer Gene sogar um das Hundertfache.

Mikroorganismen sind mehr als Krankheitserreger

Bei einem durchschnittlichen Erwachsenen entspricht das Mikrobiom einer Masse von 2 kg und allein 50 % unseres täglichen Stuhls besteht aus diesen Mikroorganismen. Sie gehören zu den ersten und den erfolgreichsten Lebensformen, die unsere Erde besiedelten. Die Menschheit und alle Organismen danach entwickelten sich unter dem Einfluss von Mikroorganismen. Eine Grundausstattung dieses für uns so spezifischen und wichtigen Mikrobioms geben wir von Generation zu Generation an unsere Nachkommen weiter, um den Kindern wieder einen guten Start ins Leben zu ermöglichen. Die Mutter gibt im Zuge der oft stundenlang dauernden vaginalen Geburt wichtige Keime (hauptsächlich verschieden Arten von Laktobazillen aus dem Vaginalkanal) an ihr Kind weiter. Ameisenköniginnen nehmen symbiotische Mikroorganismen für die Gründung eines neuen Staates mit. Pflanzen geben mit dem Samen die wichtigsten mikrobiellen Keime an den Sämling weiter.

Bakterien bestimmen über unser Immunsystem

Es erscheint selbstverständlich, dass die Versorgung des menschlichen Körpers mit Energie, Vitaminen, Spurenelementen und anderen wichtigen Nährstoffen über die Nahrungsaufnahme auch für unsere Immunzellen wichtig ist. Nur mit einem aktiven, gut ausbalancierten und vor allem gut trainierten Immunsystem können Krankheiten vermieden werden. Das Mikrobiom interagiert dabei über kleine Moleküle mit uns – übrigens nicht immer gleich! Diese mikrobielle Gemeinschaft wird in den ersten drei Jahren unseres Lebens geprägt, genau in jener Zeit, in der auch unser Immunsystem lernt, was fremd ist und abgewehrt werden muss oder was zu unserem Körper gehört. Ergeben sich in diesem kritischen Fenster der ersten drei Jahre zu wenige Möglichkeiten, eine vielfältige Darmflora in unserem Verdauungstrakt anzusiedeln, können vermehrt Immundefekte die Folge sein. Dies zeigt sich speziell durch eine vermehrte Anfälligkeit für Erkrankungen. Durch die Einnahme von spezifischen Probiotika, die bereits in der Schwangerschaft und ab dem 1. Lebenstag angewendet werden können, siedeln sich Bakterien an, die antiallergisch oder auch entzündungshemmend, ganz speziell aber regulierend auf unser Immunsystem wirken.

Im Laufe des Älterwerdens verlieren wir vielfach diese Fähigkeit einer gesunden immunologischen Reaktion, und zwar dadurch, dass die Diversität unserer Darmbakterien immer geringer wird und damit für viele lebenswichtige Reaktionen in unserem Körper nicht mehr die richtigen „Arbeitskräfte" vorhanden sind. Essenziell ist es, dem mit gesunder Ernährung, z. B. von fermentierten Lebensmitteln wie Joghurt, Kimchi oder Sauerkraut, entgegenzuwirken oder aber sich mithilfe einer Mikrobiomanalyse einen Überblick zu verschaffen, welche Bakterien überhaupt noch im Darm vorhanden sind. Stellt sich heraus, dass z. B. gerade die immunmodulierenden Bifidobakterien fehlen, dann kann man sehr gut mit den richtigen – speziell für ältere Menschen entwickelten – Probiotika entgegenwirken. Fragen Sie doch in einer der speziell geschulten Apotheken für Darmgesundheit nach, welche Pro- und Präbiotika sich besonders dafür eignen, die Vielfalt einer jugendlichen Bakterienflora wiederherzustellen. Ihr

Immunsystem wird es Ihnen danken und Sie selbst werden schon nach wenigen Monaten den Unterschied spüren.

Allzu viel schadet unserem Jungbrunnen

Im Lauf der Evolution haben wir Menschen Hunderte von Mechanismen entwickelt, die uns vor dem Verhungern schützen, aber dem stehen fast keine entwicklungsbiologischen Werkzeuge gegenüber, die uns davor schützen, zu dick zu werden. Übergewicht hindert uns aber häufig daran, gesund und aktiv zu bleiben. Der rasante Anstieg an Menschen, die unter Adipositas, also Fettleibigkeit leiden, wird immer mehr zum globalen Problem. Doch weshalb können manche Menschen sprichwörtlich alles essen, ohne an Gewicht zuzunehmen, und andere müssen ein Leben lang ans Kalorienzählen denken?

Sie werden es mir nicht glauben: Ein Ungleichgewicht im Verhältnis von Bakterien, die der Gruppe der Firmicutes angehören gegenüber jenen der Bacteroidetes konnte als eine kausale Ursache identifiziert und darüber hinaus der Zusammenhang zu chronischen Erkrankungen hergestellt werden. Die Zunahme der Firmicutes ist dabei mit einer Gewichtszunahme und Einlagerung von Fett sowie mit entzündlichen Erkrankungen des Darmes assoziiert.

Das Mikrobiom kann für Übergewicht verantwortlich sein.

Faszinierenderweise konnten Forscher:innen Fettleibigkeit auslösen, indem der Stuhl eines fettleibigen Menschen in den eines schlanken transferiert wurde. So konnte man zeigen, dass das Mikrobiom grundlegend für die Entstehung von Adipositas sein kann – eine Fundgrube für neue wissenschaftliche Forschung.

Die zusätzlichen Kilos, die wir bei Übergewicht mit uns herumtragen, schaden über viele Jahre oder Jahrzehnte gesehen nicht nur unseren dadurch höher belasteten Knochen und Gelenken, sondern lösen an vielen Stellen in unserem Körper unterschwellige chronische Entzündungen aus – die sogenannte „silent inflammation" (stille Entzündung). Diese kann uns im Alter gefährlich werden, denn sie begünstigt die Entstehung genetischer Instabilität in den Körperzellen und damit die Entwicklung bösartiger Tumoren. Durch hochentwickelte Prä- und Probiotika und eine ballaststoffreiche Ernährung können wir die Wiederherstellung des mikrobiellen Gleichgewichts in unserem Darm fördern und chronische Entzündungen im ganzen Körper reduzieren. Mehr dazu im nächsten Kapitel.

Chronische Entzündungen

Was bedeutet es wirklich, wenn wir an chronischen Entzündungen leiden? Was nur wenige wissen: Chronische Entzündungen lassen uns schneller altern. Unser Immunsystem ist dadurch überfordert, kann nicht mehr richtig arbeiten und so entstehen chronische Erkrankungen, die uns früher sterben lassen: Herz-Kreislauf-Erkrankungen, Diabetes Typ 2, Arthritis und nicht zuletzt Krebs.

Warum ist das so? Und warum ist es besonders krass bei Übergewicht?

Fettzellen sind wichtige Hormonproduzenten und greifen durch diese Botenstoffe in den Stoffwechsel des gesamten Organismus ein. Wenn dann chronische Entzündungen dazukommen, entstehen freie Radikale im ganzen Körper, die nicht nur unsere DNA schädigen, sondern ideal sind für die Nährstoffversorgung von Tumoren.

Der Gegenspieler unseres Jungbrunnens ist die chronische Entzündung.

Ein paar Kilo zu viel sind gar kein Problem. Aber ein BMI von über 30? Tun Sie etwas dagegen, indem Sie Ihre Bakterien im Darm dabei unterstützen, Fettzellen abzubauen und den Jungbrunnen zu aktivieren. Ideal dafür sind Präbiotika wie Apfelpektin, um die Schlankmacherbakterien anzufüttern und sie sozusagen dazu zu verführen, bei uns zu bleiben und die Dickmacherbakterien zu vertreiben. Um aber auf eine für unsere Bakterien relevante Menge an Apfelpektin zu kommen, müssten wir am Tag ca. 10 mittelgroße Äpfel zu uns nehmen. Einfacher geht es da mit **z. B. OMNi-LOGiC® APFELPEKTIN**, das uns gleichzeitig auch noch schneller satt werden lässt.

Das große Artensterben in uns

Seit vielen Jahren ist bekannt, dass Menschen, die in der Wildnis Afrikas oder im südafrikanischen Urwald fernab der Zivilisation leben, tatsächlich eine viel höhere Artenvielfalt an Bakterien in ihrem Darm beherbergen, während wir in der Zivilisationen mit westlichen Gesundheits- und Hygienestandards ein dramatisches Artensterben beobachten. Wer jetzt vor dem inneren Auge bunte Schmetterlinge, elegante Schlangen oder fleißige Wildbienen sieht, liegt natürlich nicht falsch. Ich unterstütze selbst ja auch ein Projekt zum Erhalt der Artenvielfalt in unseren heimischen Blumenwiesen und zum Schutz der Honig- und Wildbienen, deren Bedeutung für das Ökosystem und die Lebensmittelproduktion wir nie vergessen dürfen.

Aber das Artensterben spielt sich nicht nur vor unserer Haustüre, sondern direkt in uns ab. Von Generation zu Generation geht die mikrobielle Diversität, also die Anzahl der verschiedenen Bakterienarten, die in unserem Darm leben, zurück. Damit fehlen aber auch wichtige Stimuli für die ideale Entwicklung und Prägung unseres Immunsystems, wichtige metabolische Aufgaben können unter Umständen nicht mehr erfüllt werden, und in unserem Darm werden plötzlich Nischen frei, die von krankmachenden Bakterien, Viren und Pilzen besetzt werden können. Der vermehrte und manchmal unbegründete Einsatz von Medikamenten wie Antibiotika oder Psychopharmaka, hohe Kaiserschnittraten und zu gut gemeinte Hygiene in privaten Haushalten wirken sich negativ auf die Artenvielfalt in unserem Jungbrunnen Darm aus.

Bereits nach dem ersten Kontakt isolierter Naturvölker mit westlicher Medizin sinkt die Anzahl der im Darm vorhandenen Bakterienarten. Weltweit kooperierende Forschungsprojekte legen eine Art Archiv, eine Biobank aus biologischen Proben des menschlichen Darmmikrobioms an. Proben von noch ursprünglich lebenden Naturvölkern aus unterschiedlichen Regionen der ganzen Welt werden gesammelt und so für die Nachwelt erhalten. Denn wir brauchen diese noch vorhandene mikrobielle Diversität. Wir laufen allerdings Gefahr, nicht nur den Jungbrunnen in uns zu verlieren, sondern auch einen evolutionären Partner im Kampf gegen Infektions- und Zivilisationskrankheiten. Die Bakterien in meinen **OMNi-BiOTiC®-Produkten** sind meine persönlichen Partner zum Erhalt der eigenen Gesundheit, Leistungsfähigkeit und Lebensfreude. Und ich möchte nicht nur mir dies alles erhalten, sondern auch an so viele Menschen wie möglich weitergeben. Wir müssen in Zukunft dafür sorgen, uns förderliche Mikroorganismen wieder in uns anzusiedeln, deren Aktivität zu unterstützen und dafür zu sorgen, dass sie sich langfristig mit und in uns wohlfühlen.

Mit der richtigen Ernährung können wir chronische Entzündungen verhindern.

Mehr als 30 Jahre vertraue ich nun bereits jeden Tag auf meine Pro- und Präbiotika, damit mein Körper mir auch manchmal die ungesunde Ernährung verzeiht, die mir auf meinen Reisen von einem Kongress zum nächsten nicht erspart bleibt. Giftstoffe aus der Nahrung werden durch diese unermüdlichen Helfer noch vor dem Erreichen der Leber inaktiviert und so dieses für uns so wichtige Organ ge-

schont. Chronische Entzündungen können erst gar nicht entstehen, weil unsere Darmbakterien ausreichend kurzkettige Fettsäuren bilden. Zudem wird das Immunsystem stimuliert und Makrophagen werden aktiviert, die als Fresszellen potenzielle Pathogene erkennen, sie phagozytieren (also auffressen) und so für den Körper unschädlich machen. Nicht immer gelingt es mir, meine Bakterien mit ausreichend Ballaststoffen aus Flohsamen, Hafer, Weizenkleie oder Gemüse wie Artischocken oder Schwarzwurzel zu versorgen. Daher ergänze ich dann bei Bedarf mit Ballaststoffen wie Guarkernmehl und resistenter Stärke (**z. B. OMNi-LOGiC® FIBRE**). Diese fördern nämlich auch noch die Darmmotilität und verhindern Verstopfung auch an langen Arbeitstagen, die mir nicht die Möglichkeit geben, Sport zu treiben. So weiß ich meinen Darm dennoch gut bewegt, durchblutet und aktiv. Und unser Jungbrunnen freut sich über das Nahrungsangebot und dankt es uns durch viele weitere Zellzyklen und aktive Jahre.

GUT *zu wissen*

Darmmotilität

Als Darmmotilität wird die aktive Bewegung des Darms bezeichnet. Durch die Aktivität der glatten Muskulatur des Darms werden Nahrungsbestandteile weitertransportiert und mit Verdauungssäften vermischt. Die Bewegung wird dabei autonom reguliert, das bedeutet, sie wird nicht aktiv gesteuert.

Das Mikrobiom im Laufe des Lebens

In den letzten Jahrzehnten ist die Lebenserwartung deutlich gestiegen. Jedoch geht dies nicht unbedingt mit einer entsprechenden Verbesserung der Gesundheit im höheren Alter einher. Wovon hängt es ab, ob wir gesund altern oder nicht? Entscheidend hierfür sind nicht nur genetische Faktoren – diese machen kaum mehr als 10 % aus –, sondern auch unser Lebensstil und bestimmte Umwelteinflüsse. Doch vor allem, so zeigt uns die Wissenschaft, ist es unser Darm und sind es die vielen in ihm beheimateten Darmbakterien, die für unser gesundes Altern verantwortlich sind. Um zu verstehen, warum unsere Darmflora so wichtig für unser gesundes Altern ist, sollten wir uns noch etwas mehr mit ihr beschäftigen.

Wie kommen die Bakterien in unseren Darm?

Immer mehr Fakten weisen darauf hin, dass der Lebensstil der Mutter bereits während der Schwangerschaft großen Einfluss auf die Entwicklung der Darmflora des ungeborenen Kindes hat. Aber essenziell für die gute oder weniger gute Erstbesiedlung des Darms mit Bakterien (speziell mit Laktobazillen) sind auch die Art der Geburt (vaginale Entbindung oder Kaiserschnitt) und die Ernährung des Säuglings. Von unglaublicher Bedeutung ist die Muttermilch. Sie stimuliert eine ausgewogene Entwicklung des Säuglings, hauptsächlich wegen ihres hohen Gehalts an einzigartigen Oligosacchariden. Diese

Mehrfachzucker (sie sind präbiotisch) sind für den menschlichen Körper gar nicht verdaulich. Sehr wohl aber dienen sie Bifidobakterien als wertvolle Nahrungsquelle. Das spielt besonders für die Reifung des kindlichen Immunsystems eine bedeutende Rolle. Doch woher kommen diese ersten Bifidobakterien?

Bifidobakterien: eine der unglaublichsten Geschichten unserer Evolution

Wenn bei der Schwangeren die Wehen einsetzen, aktiviert dies die dendritischen Zellen (siehe Kasten) des Darms dazu, ihre Greifarme in die Schleimschicht auszustrecken und sich dort die besten immunmodulatorischen Bakterien zu holen wie etwa *Bifidobacterium bifidum* und *Bifidobacterium lactis.* Diese bringen sie dann über die Lymphbahnen bis in die Brust der Gebärenden und zu den Milchdrüsen, von wo diese wertvolle Fracht dann über die Muttermilch direkt ins Baby gelangt! Ich war so beeindruckt von diesem unglaublichen Weg, wie unser Körper das Beste auf ganz natürliche Art und Weise aktiviert – und bin immer wieder traurig, wenn ich daran denke, wie viele Babys nicht gestillt werden und somit einen viel schwereren Start ins Leben und manchmal dadurch auch einen wesentlich schwereren Weg durchs Alter haben.

GUT *zu wissen*

Dendritische Zellen

Dendritische Zellen sind spezielle Zellen des Immunsystems. Sie sitzen ganz tief unten in der Darmwand und können ihre fühlerartigen Ausläufer durch die Tight Junctions strecken, ohne dabei die Darmbarriere zu beeinträchtigen. So können sie sowohl gute Darmbakterien als auch unerwünschte Keime aufnehmen und anderen Immunzellen präsentieren, sodass diese trainiert werden und frühzeitig auf mögliche Gefahren reagieren können.

Eine Störung der kindlichen Darmflora, zum Beispiel durch den häufigen Einsatz von Antibiotika, kann ebenfalls langfristige gesundheitliche Folgen haben und zu Diabetes Typ 2, der nicht alkoholischen Fettleber und zu Übergewicht führen. Das erklärt sehr gut, warum heute bereits 16 % der Kinder und Jugendlichen unter 14 Jahren mit diesen gesundheitlichen Problemen kämpfen.

Innerhalb des ersten Lebensjahres verändert sich die Darmflora sehr stark. Nach dem ersten Jahr beginnt sich die mikrobielle Population allmählich zu stabilisieren und ähnelt bald bereits zu 80 % der eines Erwachsenen.

Wie verändert sich das Mikrobiom im Alter?

Im Erwachsenenalter ist das Mikrobiom bei einer nicht allzu ungesunden Lebensweise weitgehend stabil, doch diese Stabilität und auch die mikrobielle Vielfalt nehmen im Alter drastisch ab. Ab dem 50. Lebensjahr kommt es nämlich durch Veränderungen des Stoffwechsels und der Hormonproduktion zu einer kontinuierlichen Abnahme speziell von jenen die Abwehrkraft stärkenden Bifidobakterien, von deren Ansiedlung bei Babys Sie auf Seite 22 gelesen haben.

Auch Depressionen stehen in Verbindung mit der Darmgesundheit.

Es gibt bereits zahlreiche Forschungsarbeiten, in denen altersbedingte Veränderungen des Darmmikrobioms ursächlich mit der Verminderung der körperlichen und mentalen Fitness, speziell dem Verlust von Konzentration und Erinnerungsvermögen, mit Depressionen und Einschränkungen des Bewegungsapparates in Verbindung gebracht werden.

Mit zunehmendem Alter nimmt durch diese Reduktion bei den Bifidobakterien auch die Aktivität des Immunsystems ab, wodurch es zu einer erhöhten Anfälligkeit für Infekte und Entzündungsvorgänge kommen kann. Die verminderte Fähigkeit des Körpers, im Alter hartnäckige Entzündungen zu bewältigen, führt zum sogenannten „Inflamm-aging" (Entzündungsaltern), das stark zur Beschleunigung des Alterungsprozesses beiträgt und die Entwicklung altersbedingter Krankheiten vorantreibt, von neurologischen Erkrankungen wie Morbus Parkinson und Alzheimer bis hin zu Herzerkrankungen und Osteoporose.

Immer mehr Studien zeigen, dass die gezielte Ergänzung der Darmflora mit speziell entwickelten Probiotika dabei helfen kann, zuerst einmal unser Darmmikrobiom auch in höherem Alter im Gleichgewicht zu halten und dadurch in Folge auch den altersbedingten negativen Veränderungen effizient vorzubeugen.

Negative Einflüsse auf den Darm reduzieren und so die Darmflora fit halten.

Wenn die Zusammensetzung und Vielfalt unserer Darmflora entscheidend dafür sind, ob uns in höherem Alter die Vitalität und Energie unserer jungen Jahre aufrechterhalten bleibt, dann stellt sich natürlich die Frage – was können wir tun, um unsere Darmflora auch im höheren Alter fit zu halten? Wir können zum Beispiel die unzähligen Faktoren, die unsere Darmflora negativ beeinflussen, reduzieren. Dazu zählen schlechte Ernährungsgewohnheiten, Umwelteinflüsse, der häufige Gebrauch von Medikamenten sowie Stress. Viele dieser Faktoren können wir selbst steuern, und das sollten wir auch tun.

Stress lässt uns altern

Bei Stress steigt der Bedarf an Magnesium, da unsere Körperzellen nun mehr davon verbrauchen. Besonders große Mengen an Magnesium finden sich in Nüssen, Sonnenblumen- und Kürbiskernen sowie Bananen. Auch die Nährstoffe des Vitamin-B-Komplexes sind für unsere Stressresilienz (also Widerstandskraft gegen Stress) von großer Bedeutung, da speziell Vitamin B_1, B_6 und B_{12} an der Regulation unserer Nervenfunktion beteiligt sind. Für eine verbesserte Versorgung eignen sich vor allem Lebensmittel wie Huhn, Feldsalat, Spinat, Linsen oder auch Avocado. Stress kann auch die Darmflora in allen Lebensphasen erheblich beeinflussen. Wissenschaftliche Studien belegen, dass sich im gesamten Organismus Entzündungen ausbreiten, wenn man immer wieder starken Stressbelastungen ausgesetzt ist. Zunächst geschieht dies an den Epithelzellen des Darms, weshalb viele Menschen in Stresssituationen auch mit Durchfällen reagieren. Entzündungen der Darmschleimhaut führen leider dazu, dass die nützlichen Darmbakterien das nicht mehr aushalten und einfach absterben. Es entstehen Löcher an der Darmbarriere (ein sogenannter „Leaky Gut"), durch die vermehrt Giftstoffe und Krankheitserreger in den Blutstrom gelangen und die Entzündung im ganzen Körper verteilen. Die schädlichen Stoffe können sogar bis ins Gehirn vordringen. Dieses reagiert darauf mit Konzentrationsproblemen, Ein- und Durchschlafschwierigkeiten und nervlicher Überlastung, was schließlich sogar zu einem Burn-out oder zu Depressionen führen kann.

Weniger Stress – mehr Vitalität im Alter

Die Reduktion von Stress leistet daher einen wichtigen Beitrag, um nicht nur in jungen Jahren das mentale Wohlbefinden zu steigern, sondern auch, um die Vitalität bis ins hohe Alter zu erhalten. Und da kommen wieder unsere Darmbakterien ins Spiel.

Wie gut wir Stress verkraften können, hängt nämlich ganz wesentlich von der sogenannten Darm-Hirn-Achse ab. Darunter versteht man eine Kommunikationsachse zwischen Darm und Gehirn, die hauptsächlich über das Nervensystem verläuft. Unser Darm und unser Gehirn sind also im ständigen Austausch und das gelingt, weil der Darm umgeben ist von unzähligen Nervenbahnen. Die Kommunikation funktioniert in beide Richtungen und der Vagusnerv bildet dabei die Hauptverbindungsleitung.

GUT *zu wissen*

Vagusnerv

Der Vagusnerv ist eine wichtige Schaltstelle zwischen dem Gehirn und den inneren Organen. Er verläuft vom Hirnstamm ausgehend bis in den Bauchraum und verzweigt sich unter anderem zu Herz, Lunge, Leber und zum gesamten Magen-Darm-Trakt. Der Vagusnerv ist damit ein wichtiger Bestandteil der Darm-Hirn-Achse.

Die Darm-Hirn-Achse wird auch von den Darmbakterien genützt, denn durch die Produktion bestimmter Stoffwechselprodukte können sie direkt mit dem Gehirn in Kontakt treten. Unsere probiotischen Darmbakterien produzieren u. a. so wichtige Stoffe wie kurzkettige Fettsäuren, welche die Neuroinflammation (also auch die Entzündung im Gehirn) reduzieren,

aber sie sorgen auch für mehr Vitamine (z. B.: Vitamin K2, Vitamin B$_{12}$) sowie wichtige Neurotransmitter (z. B. Acetylcholin, γ-Aminobuttersäure (GABA)) und sie fördern die körpereigene Serotoninproduktion – also jenes Hormon, das für gute Laune und in der Folge auch für einen entspannten tiefen Schlaf sorgt.

Wenige, ganz bestimmte probiotische Bakterien sind in der Lage, Entzündungen zu reduzieren, was gerade bei intensiver Stressbelastung von großer Bedeutung ist. Studien zeigen, dass die Einnahme eines speziell dafür entwickelten Multispezies-Probiotikums (verwendet wurde in diesen Studien das Probiotikum **OMNi-BiOTiC® STRESS Repair**) bereits nach wenigen Wochen durch diesen Rückgang der Inflammation im Darm auch zur Entzündungsreduktion an den Gelenken führte. In einer anderen Studie beobachtete man über die verbesserte Aktivierung des Gehirns bereits nach 4 Wochen eine deutliche Verbesserung der Stimmung sowie auch eine gesteigerte Konzentrationsfähigkeit und ein besseres Erinnerungsvermögen. Es scheint fast unglaublich, welches Potenzial in diesen winzig kleinen Lebewesen verborgen liegt.

Vitamine müssen auch aufgenommen werden, um zu wirken

Wir haben schon davon gehört: Zu den zentralen Aufgaben des Darms zählt die Aufschließung der Nahrung und in Folge die Aufnahme von Nährstoffen, Vitaminen und Spurenelementen über die Darmschleimhaut und deren Transport über das Blut in die Zellen unseres Körpers. Diese Fähigkeit nimmt speziell im fortgeschrittenen Alter kontinuierlich ab, weshalb es ohne entsprechende Gegenmaßnahmen zu einem Leistungsabfall und Aktivitätsverlust kommt.

*Richtige Bakterien in aus-
reichender Menge leisten
perfekte Arbeit bei der Aufnahme von Vitaminen und Co.*

Wissenschaftliche Studien zeigen eindeutig, dass die Verfügbarkeit von Vitaminen, Spurenelementen und auch Hormonen nicht nur von einem gesunden Lebensstil abhängig ist. Entscheidend ist, dass diese Vitalstoffe tatsächlich von den Zellen aufgenommen und dem Körper zur Verfügung gestellt werden können. Um dies zu gewährleisten, ist es wichtig, dass die richtigen Bakterien in ausreichender Menge im Darm angesiedelt sind, sodass diese Arbeiten im Darm tatsächlich erledigt werden können. Die gezielte positive Veränderung des Darmmikrobioms durch die Gabe spezieller, zu hochaktiven Teams zusammengeführter Probiotika hat denn auch einen positiven Einfluss auf die Nährstoffaufnahme und auf die Integrität der Darmbarriere, wie die Forschung zeigt. Dies führt sowohl zu einer verbesserten Arbeit des Immunsystems als auch zu einer vermehrten Produktion von Energie in Form von kurzkettigen Fettsäuren und darüber hinaus auch zur gesteigerten hormonellen Leistung. So kann im höheren Alter einem Leistungsabfall und auch verstärkter Müdigkeit entgegengewirkt werden. In einer Studie mit postmenopausalen, gesunden Frauen zeigte sich nach der 9-wöchigen Einnahme eines speziell entwickelten Multispezies-Probiotikums (verwendet wurde in dieser Studie **OMNi-BiOTiC® Aktiv**), dass die zelluläre Verfügbarkeit von Vitaminen und Mineralstoffen, wie etwa von Zink, Eisen und Vitamin B_{12}, deutlich verbessert wurde. Auch der Hormonspiegel hat sich bei diesen Frauen in den Normalbereich stabilisiert – was gerade bei Frauen über 50 wesentlich zu einer optimalen Lebensqualität beiträgt. Und das – man kann es wirklich kaum glauben – nur über die Gabe einer speziellen Bakterienkombination, ganz ohne zusätzliche Vitalstoffe oder die Einnahme von Hormonpräparaten. Denn ganz klar: die Bakterienteams holen all das aus unserer Nahrung heraus, was unser Körper und unser Geist benötigen, um voller Energie und Freude durchs Leben zu gehen. Denn sie wollen, dass wir lange leben – ganz einfach: das sichert auch ihnen und ihren Nachkommen die tägliche Versorgung mit Nährstoffen.

Bewegung stärkt nicht nur die körperliche Fitness

Dass regelmäßige Bewegung für unsere Gesundheit wichtig ist, ist uns allen bewusst. Nicht nur unsere körperliche Fitness, sondern auch unser Gehirn profitiert davon, denn selbst moderate Übungen können die Gehirnstrukturen und ihre Funktion erheblich verbessern. Darüber hinaus kann regelmäßiges Bewegungstraining die Alterungsprozesse des Immunsystems und damit auch das Inflamm-aging positiv beeinflussen. In der Wissenschaft ist mittlerweile auch anerkannt, dass körperliche Aktivität entzündungshemmende Effekte hat und sich positiv auf einen aktiven Stoffwechsel im Alter auswirkt. Ein aktiver Lebensstil ist entscheidend für einen gesunden Darm und somit auch ein Teil unseres Jungbrunneneffekts. Bauen Sie Bewegung in Ihr tägliches Leben ein! Machen Sie Streckübungen während des Zähneputzens, fahren Sie mit dem Rad in die Arbeit und schauen Sie die Nachrichten auf dem Hometrainer an – schon wenige Minuten täglich erhöhen die Chance auf das Fließen des Jungbrunnens!

Ernährung als Jungbrunnen

Alle Untersuchungen in allen Teilen dieser Welt zeigen es: Je vielfältiger die Ernährung, desto vielfältiger ist auch das Darmmikrobiom. Der großartige Neurogastroenterologe John Cryan fasste alle Arbeiten zusammen und seine Aussage war überwältigend: Eine für die Darmflora optimale Ernährung vermindert den altersbedingten Rückgang der nützlichen Bifidobakterien und hat somit positive Auswirkungen auf die Zusammensetzung der Darmflora und dadurch auch auf unsere Gesundheit. Eine darmflorafreundliche Ernährung dient somit unseren nützlichen Darmbakterien und sorgt dafür, dass es ihnen und dadurch uns gut geht – auch in fortgeschrittenerem Alter.

Neben fermentierten Lebensmitteln wie Joghurt oder Sauerkraut oder auch Sauerteigbrot, die auf natürliche Weise probiotische Bakterien enthalten, spielen bei einer darmflorafreundlichen Ernährung besonders die Ballaststoffe eine entscheidende Rolle. Bestimmte sauerstoffempfindliche Bakterien, die in unserem Dickdarm leben, können nämlich nicht mit der Nahrung oder über Probiotika zugeführt werden, denn sie würden bei Kontakt mit Luft sofort absterben. Um jedoch auch das Wachstum dieser gesundheitsfördernden Bakterien zu begünstigen, müssen sie mit ausreichend Nährstoffen versorgt werden. Dafür ist die Gruppe der Präbiotika zuständig.

Je vielfältiger die Ernährung, desto vielfältiger das Darmmikrobiom

Sauerstoffempfindliche Bakterien können durch Präbiotika vermehrt werden.

Präbiotika sind spezielle Ballaststoffe, die von den Verdauungsenzymen im menschlichen Körper nicht abgebaut werden können, und das ist auch gut so, denn sie sollen unverändert in den Dickdarm gelangen. Dort dienen sie den nützlichen Darmbakterien als wichtige Nahrungsquelle und sorgen so für ein gutes Milieu und für deren Wachstum. Durch Präbiotika kann man beispielsweise Bakterienarten wie *Akkermansia muciniphila* und *Faecalibacterium prausnitzii* vermehren und damit die Schleimbildung sowie die Produktion kurzkettiger Fettsäuren steigern. Dies hat einen schützenden und entzündungshemmenden Effekt an der Darmschleimhaut.

Um unsere Darmbakterien glücklich zu machen, sollten wir regelmäßig frisches Gemüse und Obst zu uns nehmen.

Wirklich spannend und auch lustig ist Folgendes: So wie wir Menschen haben auch unsere kleinen Darmbewohner spezielle Vorlieben, wenn es um ihre Ernährung geht. So bevorzugen Akkermansiabakterien spezielle gesunde Milchzucker (Galacto-Oligosaccharide, z. B. in Artischocken oder getrockneten Hülsenfrüchten), Faecalibakterien können von bestimmten Fruchtzuckern (Fructo-Oligosacchariden) nicht genug bekommen (z. B. in Bananen, Roggen und Hafer, Tomaten, Spargel, Knoblauch und Zwiebeln) und Bifidobakterien sowie Laktobazillen ernähren sich am liebsten von resistenter Stärke (siehe dazu Kapitel Ballaststoffe ab Seite 37).

GUT *zu wissen*

Resistente Stärke entsteht z. B. durch das Abkühlen gekochter stärkehaltiger Nahrungsmittel wie von Kartoffeln, Reis und Nudeln (siehe dazu auch ab Seite 41).

Um gezielt bestimmte Bakterien zu vermehren, die vielleicht fehlen, können wir daher auch zu speziell entwickelten Ballaststoffkombinationen greifen. Wenn es um die körperliche und geistige Stärkung in fortgeschrittenem Alter geht, empfiehlt es sich besonders, die Bifidobakterien mit geeigneten Ballaststoffquellen zu versorgen. Dies gelingt zum Beispiel mit einer Kombination aus resistenter Stärke und wertvollen Akazienfasern (enthalten in **OMNi-LOGiC® IMMUN**). Ob uns wichtige Bakterienarten fehlen, kann man wunderbar über ganz spezifische wissenschaftlich fundierte Stuhlanalysen herausfinden – wenn Sie mehr darüber wissen wollen, rufen Sie einfach die medizinisch-wissenschaftliche Abteilung am Institut AllergoSan an, sie gibt Ihnen gerne kompetente Infos dazu.

Ernährung, die uns jung hält?

Kaum ein Thema ist in den letzten Jahrzehnten so viel diskutiert worden und so omnipräsent wie das Ernährungsthema. Die Frage ist immer wieder, ob man seine biologische Uhr mit den richtigen Lebensmitteln verlangsamen kann – und die ersten Forschungsergebnisse sind vielversprechend. Unsere angeborene Genetik prägt unsere Lebenserwartung nur zu etwa 10 %. Die verbleibenden 90 % werden auf Ernährung, Bewegung, Stress, Schlaf und viele weitere Lebensstilfaktoren aufgeteilt. Gut zu wissen, dass wir das Ruder selbst in der Hand haben und die Art und Weise, WIE wir altern, aktiv mitgestalten können. Oftmals ist der Begriff Altern mit Krankheit assoziiert und wirkt auf viele beängstigend. Gerade für Frauen scheint das Altwerden auf körperlichen Verfall und den Verlust der Schönheit hinzudeuten.

„Forever young" wird für viele zum Leitstern ihres Lebens.

Doch wir wollen den Blick weg von den rein oberflächlichen Äußerlichkeiten hin zum aktiven Handeln richten, um unsere Gesundheit und Aktivität zu bewahren. Denn gerade in den letzten Jahrzehnten können wir aufgrund medizinischer und wissenschaftlicher Errungenschaften unsere Lebensspanne deutlich verlängern. Damit gehen jedoch auch weniger positive Aspekte einher, wie die typischen altersbedingten chronischen Erkrankungen, die vielen Menschen zwar ein hohes Alter, aber eine äußerst niedrige Lebensqualität bescheren. Deshalb wollen wir uns ansehen, wie wir durch unseren Lebensstil die Freude am Leben selbst beeinflussen können. Eine hochwertige Ernährung mit wichtigen Mikro- und Makronährstoffen ist entscheidend. Denn rein physiologisch spielt sich der Alterungsprozess auf zellulärer Ebene ab und ist nicht reversibel.

Durch die im Alter vermehrte Einlagerung von Aminosäuren kommt es zur stärkeren Bindung von speziellen Molekülen, die zu einer Verschiebung des Verhältnisses von Fasern und Poren führen. Weniger Poren bedeuten auch weniger Durchlässigkeit, was eine Kaskade an gesundheitsschädigenden Reaktionen zur Folge hat: LDL-Cholesterin wird vermehrt gebunden, Gesamt-Cholesterin, Blutdruck, Blutzucker steigen an und der Abtransport von schädlichen Stoffwechselprodukten wird behindert. Doch all dies kann durch die richtige Ernährung positiv beeinflusst werden. Oder auch durch Fasten, wie sich in zahlreichen Tiermodellen gezeigt hat. Doch das ist ein anderes Kapitel – hier wollen wir uns jetzt der gesunden Ernährung widmen.

Eine „richtige", mikrobiomfreundliche Ernährung basiert auf dem Prinzip der frischen, regionalen und saisonalen Küche. Ballaststoffreiche Lebensmittel (siehe auch ab Seite 40) liefern den Mikroben in unserem Darm ideales Futter. Wichtig ist es auch, ausreichend zu trinken – am besten Wasser oder ungesüßte Kräutertees –, sonst kann es aufgrund des hohen Faseranteils in den Ballaststoffen zu Verstopfung kommen.

Unsere Bakterien mögen es abwechslungsreich, bunt und regelmäßig; ideal für unser Mikrobiom wäre es, pro Woche 25–30 verschiedene Gemüsesorten zu sich zu nehmen. Nicht immer einfach umzusetzen, doch denken Sie vielleicht beim nächsten Einkauf daran, einmal den geliebten und deshalb häufig gegessenen Brokkoli gegen Blattspinat oder Grünkohl einzutauschen. Einfach, weil auch hier Diversität zählt!

Oft werde ich gefragt, ob Fleisch denn wirklich so ungesund ist. Das kann ich grundsätzlich verneinen, doch gebe ich zu bedenken, dass es hier auf die Qualität ankommt. Wie schon häufig erwähnt, stellen Antibiotika für unsere gesunde Darmflora das größte Problem dar. Manchmal sind sie jedoch lebensnotwendig und können nicht vermieden werden. In der Tierzucht der Massentierhaltung sind sie jedoch gang und gäbe, vor allem im Ausland! Doch die hohe Medikamentenbelastung in unserem Fleisch und Fisch können Sie vermeiden, indem Sie beim Bauern um die Ecke einkaufen, dessen Tierhaltung Sie kennen, und im Supermarkt auf die Fleisch-Sonderangebote aus dem Ausland verzichten.

Dem Kauen und Einspeicheln im Mund messe ich einen enorm hohen Stellenwert bei. Denn wie heißt es so schön: „der Magen hat keine Zähne" und „gut gekaut, ist halb verdaut". Heute, wo Stress und Hektik unseren Alltag bestimmen, ist Ruhe beim Essen eine Seltenheit. Doch genau hier beginnt die „richtige und gesunde" Ernährung. Dass Produkte möglichst hoher Qualität verzehrt werden, die keine Haltbar- oder Weichmacher sowie keine Geschmacksverstärker beinhalten, ist uns allen klar und erscheint logisch. Doch dass Zeit und Ruhe beim Essen enorm wichtig sind, das wird oft vergessen. Bereits im Mund beginnen die ersten Verdauungsschritte, z. B. über die Mundamylasen und über die mechanische Zerkleinerung. Gerade bei einer ballaststoffreichen Ernährung sollte darauf besonderes Augenmerk gelegt werden, da der hohe Faseranteil möglichst gut zerkleinert werden sollte.

GUT *zu wissen*

Mundamylasen sind Enzyme, die lange Kohlenhydratstrukturen spalten.

Sidefact: Anfang 2022 publizierten Wissenschaftler der Florida International University (FIU) eine äußerst besorgniserregende Studie, die zeigt, dass die Medikamentenbelastung durch menschliche Arzneimittel, die im Abwasser landen, in Fischen enorm ansteigt.

In einer dreijährigen Studie hat die Fischökologin Dr. Jennifer Rehage herausgefunden, dass in jedem der 93 untersuchten Tiere mindestens ein Medikament nachweisbar war. Darunter Mittel gegen Herzprobleme, Schmerzmittel, Antidepressiva oder auch Antipilzmedikamente. Mehr als die Hälfte der getesteten Fische hatte Konzentrationen der Medikamente in ihrem Körper, von denen die Wissenschaftler ausgehen, dass sie „negative gesundheitliche Folgeerscheinungen" für uns Menschen mit sich bringen.

Den höchsten Wert erreichte ein Grätenfisch aus Key West, der 17 verschiedene Medikamente in seinem Körper aufwies. Davon waren acht Antidepressiva in einer Dosis, die 300-mal stärker war als sie bei Therapien für Menschen eingesetzt werden.

Wir stillen mit jedem Bissen, den wir zu uns nehmen, nicht nur unseren Hunger oder befriedigen unseren Gusto, sondern ernähren damit auch die zahlreichen Mikroben in unserem Darm. Wenn man sich noch einmal die unglaublichen Zahlen vor Augen hält (10-mal mehr Bakterien in unserem Körper als dieser Zellen hat), dann ist damit auch mancher Gusto auf bestimmte Lebensmittel einfach zu erklären.

*Bakterien haben Hunger –
gute wie schlechte.*

Denn mit Unmengen an zuckerliebenden Gärkeimen im Darm dürfen wir uns nicht wundern, wenn wir sogar von Schokolade träumen. Und das ist kein Spaß. Also geht es auch darum, jene Mikroben im Darm anzusiedeln, die uns helfen, gesund zu altern.

Das Thema Ernährung ist jedoch hochkomplex und lässt nur wenig Spielraum für pauschale Aussagen, das haben unzählige Studien in den vergangenen Jahren bewiesen. Somit ist auch einfach erklärt, warum es so viele verschiedene Ansätze und Empfehlungen gibt. Neue Trends und Ernährungsformen erscheinen gefühlt tagtäglich und werden in den Medien als das EINE wahre Allheilmittel gegen Krankheiten, für die Schönheit oder um schlank und fit zu altern präsentiert. Da ist es kein Wunder, dass irgendwann viele Menschen sagen: „Das ist doch alles Humbug – ich esse nur noch das, was mir schmeckt!" Doch bitte machen Sie das nicht zu Ihrer Ansicht! Sich mit Ernährung zu beschäftigen, macht wirklich Sinn, nämlich immer

dann, wenn man seine Nahrung auf die Bedürfnisse des Darmmikrobioms abstimmt. Lesen Sie auf den nächsten Seiten, vor allem ab Seite 37, über Ballaststoff, gesunde Fette und sekundäre Pflanzenstoffe, was Sie für Ihre Ernährung und somit für Ihren Darm tun können. Sie werden sehen – das ist eine ganze Menge.

Wie die Ernährung unsere Verdauung beeinflusst

Aber warum genau ist Ernährung so hoch individuell und lässt allgemeine Empfehlungen nicht zu? Weil ihre Auswirkungen schlicht und einfach abhängig sind von den bereits vorhandenen Bakterien in unserem Darm.

Ballaststoffe sind für die Verdauung enorm wichtig. Durch die Erhöhung des Stuhlvolumens wird die Transportgeschwindigkeit angekurbelt und die Transitzeit verkürzt. Verstopfung ist mittlerweile zu einer Volkskrankheit geworden und sie ist nicht nur unangenehm, sondern kann auch schwerwiegende gesundheitliche Folgen haben.

*CSI Mikrobiom: Unser
Mikrobiom ist individuell wie
unser Fingerabdruck.*

Jeder gesunde Erwachsene beheimatet in seinem Gastrointestinaltrakt einige hundert verschiedene Bakterienarten. Nur etwas 9 % davon trägt jeder von uns in sich. Somit ist klar, dass die Zusammensetzung unseres Mikrobioms so individuell wie ein Fingerabdruck ist.

Unsere Bakterien sind genauso individuell wie wir Menschen; und sie benötigen ganz spezielles Futter – und das Beste daran: Wenn sie dieses bekommen, dann produzieren sie daraus ganz spezielle Stoffwechselprodukte. Diese sogenannten Metaboliten können unsere Gesundheit maßgeblich beeinflussen. Im Positiven wie im Negativen. Beginnen wir einmal mit den wirklich miesen Arten! Es gibt z. B. die wenig angenehme Bakterienart der Proteolyten, die Proteine abbauen. Die dadurch entstehenden Stoffwechselprodukte wie Ammoniak, Phenol, Skatol usw., können – wenn in großen Mengen produziert – sowohl unsere Leber als auch unser Gehirn schädigen. Es handelt sich um Fäulnismetaboliten, die zu übel riechenden Blähungen führen und die Kraftwerke unserer Zellen – die Mitochondrien – schädigen können. Dann fühlen wir uns müde, kraft- und antriebslos, völlig ohne Energie.

Auch in Lebensmitteln sind proteolytische Bakterien anzutreffen und bei zu starker Vermehrung für deren Verderb (Fäulnis) verantwortlich. Um die Darmflora im Gleichgewicht zu halten, empfiehlt es sich daher, bei eiweißreicher Ernährung auch auf die Zufuhr geeigneter Ballaststoffe zu achten.

Getreideprodukte, Obst, Gemüse, Hülsenfrüchte, Samen und Nüsse sind reich an Ballaststoffen und zählen somit zu den Leibspeisen unsere Darmflora. Zu den Top-Lieferanten gehören Leinsamen, Flohsamen oder Beerenfrüchte. Letztere punkten nicht nur durch ihren hohen Gehalt an Ballaststoffen, sondern vor allem aufgrund der enthaltenen sekundären Pflanzenstoffe, die ihnen unter anderem die leuchtenden Farben verleihen. Mehr zu Ballaststoffen können Sie auch ab der Seite 37 lesen.

Selbst Unverträglichkeiten sind auf diese Fäulnismetaboliten zurückzuführen. Denken wir etwa an die aktuell so häufige vermeintliche Laktoseintoleranz. Sehr wenige Menschen leiden wirklich an einer angeborenen Laktoseintoleranz, viel häufiger kommt es jedoch zu einer Fehlverdauung des Milchzuckers (oder auch der Milchproteine), da unser Bürstensaum aufgrund von Entzündungen nicht mehr in der Lage ist, Laktase (das Enzym, das für die Zerteilung des Milchzuckers zuständig ist) in ausreichender Menge bereitzustellen. Und das alles nur, weil nicht genügend spezifische Bakterien da waren, um Fäulniskeime zu vertreiben und die Entzündung rasch zu beenden. (Zu Entzündungsprozessen und was Sie dagegen tun können, schauen Sie bitte auch ab Seite 19.)

GUT *zu wissen*

Bürstensaum und Gesamtheit der Mikrovilli

Mikrovilli sind dicht stehende, fingerförmige Ausstülpungen der Epithelzellen im Darm und werden in ihrer Gesamtheit auch als Bürstensaum bezeichnet. Sie dienen der Oberflächenvergrößerung und der Verbesserung der Nährstoffaufnahme. Auch verschiedene Verdauungsenzyme wie beispielsweise die Laktase sind in den Mikrovilli ansässig.

Was genau unsere Bakterien an Metaboliten produzieren, hängt von vielen Faktoren ab, die in uns Menschen ganz persönlich liegen – wie etwa die Verfügbarkeit von Nährstoffen, Vitaminen und Spurenelementen –, aber auch von unserem Stresslevel bzw. wie viel oder wie wenig wir uns bewegen. Die Metaboliten können vom Magen-Darm-Gewebe aufgenommen werden, durch den Blutkreislauf aber auch in ganz andere Regionen des Körpers gelangen und bei Nichtverwendung mit dem Urin oder über den Atem ausgeschieden werden. Vergessen Sie es nicht: Unsere Bakterien sind abhängig von uns, nämlich von dem, was wir zu uns nehmen. Aber wir sind auch von ihnen abhängig, denn sie produzieren genau jene Stoffe, die wir für unsere Regeneration benötigen!

Besonders wichtig für ein intaktes Mikrobiom ist – wie wir schon wissen – die Aufnahme von Ballaststoffen. Entweder unspezifisch über die Ernährung oder ganz spezifisch über wissenschaftlich untersuchte Präbiotika.

Als Präbiotika bezeichnet man lösliche Ballaststoffe, die im Dünndarm nicht aufgespalten und verdaut werden können und somit zur Gänze in den Dickdarm gelangen. Sie dienen dort als Nahrung für unsere gesundheitsförderlichen Bakterien, die sich dadurch natürlich auch großartig vermehren, und, was besonders wichtig ist, dann auch die physiologisch wichtigsten Metaboliten herstellen können – nämlich die kurzkettigen Fettsäuren (short-chain-fatty acids = SCFAs). Dazu zählt zum Beispiel die Buttersäure (Butyrat). Sie ist nicht nur eine wichtige Energiequelle für unser Darmgewebe, sondern ist darüber hinaus tatsächlich in der Lage, Entzündungen zu reduzieren, also das, was an der Entstehung so vieler Erkrankungen schuld ist. Dazu gehören Herz-Kreislauf-Erkrankungen ebenso wie die Demenz oder Parkinson, alle Stoffwechselerkrankungen wie die nicht alkoholische Fettleber und natürlich auch die Arthrosen im Alter! Diese kurzkettigen Fettsäuren fördern aber auch jene zellulären Mechanismen, die unsere Immunfunktion intakt halten, weil sie massenhaft Energie zur Verfügung stellen und somit einen wesentlichen Baustein für einen fitten und gesunden Alterungsprozess darstellen. Unsere Darmbakterien sind übrigens auch maßgeblich an der Herstellung von zahlreichen essenziellen Vitaminen und Neurotransmittern beteiligt. Haben wir etwa zu wenig Bifidobakterien, so ist die Wahrscheinlichkeit hoch, dass wir nicht ausreichend Vitamin K, B_{12}, Biotin, Folat oder Thiamin bilden, was speziell im Alter ein wirkliches Problem ist, denn Vitamin K ist essenziell für ein gesundes Herz-Kreislauf-System, B_{12} für die Nervenfunktionen und Biotin für strahlende Haut.

Bakterien wie Laktobazillen, Bifidobakterien und Bacteroides sind entscheidend dafür, eine reibungslose Verdauung zu garantieren. Und auf diese faszinierende Symbiose nehmen wir mit unserem Lebensstil direkten Einfluss, und können so selbst für die Gesunderhaltung von Geist und Körper sorgen.

*Was wir heute essen,
bestimmt unsere Gesundheit
von morgen.*

Auch in Fällen von Krankheiten lohnt es sich über den Tellerrand hinauszublicken und der täglichen Ernährung mehr Aufmerksamkeit zu schenken. „Du bist, was du isst" hat wirklich eine tiefergehende Bedeutung. Sind doch unsere Bakterien ein Teil von uns! Durch eine dauerhaft falsche Auswahl von Lebensmitteln mit vielen hoch verarbeiteten Fetten und Zuckern werden nämlich gerade die Fäulnis- und Gärkeime gefüttert und vermehrt. Wenn Sie also unter ständigen Blähungen leiden und es nicht mehr länger in Gesellschaft aushalten, ohne zum Trompeter zu werden, oder wenn Sie sich genieren müssen, wenn jemand kurz nach Ihnen die Toilette betritt, in der Sie gerade Ihren Stuhl abgesetzt haben, dann ist das jetzt der Anlass, eine rasante Neubesiedlung Ihres Darms anzugehen!

Starten Sie durch mit einem Anti-Aging-Darm-Kur-Programm!

1. Weg mit dem Dreck

Eine Darmreinigung ist angesagt mit fermentierten Pflanzenstoffen. Jeweils 30 ml **MikroSan** 30 Minuten vor einer Mahlzeit trinken und alte, vergammelnde Speisereste aus dem Darm auswaschen – mit der Kraft von 24 ausgewählten Pflanzen- und Kräuterextrakten, fermentiert durch 31 natürliche Mikroorganismen – mindestens 1 Woche lang.

Und was nicht mit dem Spülen der Darmzotten weggeht, das wird durch jahrmillionenalte Huminsäuren in **OMNi-LOGiC® Humin** einfach wie mit einem Staubsauger von der Oberfläche des Darmepithels aufgesaugt.

2. Weg mit den Schädlingen

Lassen Sie sich nicht plagen von Gär- und Fäulniskeimen! Treten Sie dem entgegen mit jenen probiotischen Bakterien, die genau darauf untersucht wurden, dass sie den wirklich üblen Keimen den Kampf ansagen und sie entweder direkt im Darm killen oder aber sie von den gemütlichen Plätzen vertreiben, sodass sie mit dem Stuhl ausgeschieden werden können. Für mich ist das **OMNi-BiOTiC® 10**. Es gehört nicht nur in meine Reisetasche, sondern ist auch bei jedem Aufenthalt im Krankenhaus dabei, damit ich dort nichts aufschnappe an Krankenhauskeimen – und es ist mein Kurprogramm zweimal jährlich.

3. Der richtige Darmmikroben-Aufbau

Das ist die individuellste Entscheidung Ihres Lebens. Entscheiden Sie selbst, wo Sie vielleicht Schwächen in Ihrer Gesundheit sehen: in Ihrem Immunsystem? Oder sind die Leberwerte schlecht und Sie möchten dringend entgiften? Haben Sie immer mehr Probleme sich zu konzentrieren und wollen die Darm-Hirn-Achse aufbauen, oder fehlt es Ihnen einfach an Energie?

Suchen Sie sich dafür professionelle Unterstützung entweder bei einem erfahrenen Arzt oder einem fachlich perfekt ausgebildeten Darmberater in der Apotheke! Gerne können Sie auch bei uns im Institut AllergoSan anrufen und sich mit der medizinischen Abteilung verbinden lassen. Dort wird man Ihnen gerne ganz individuell weiterhelfen.

Mein persönlicher Tipp:
Morgens: 1 Portion **OMNi-BiOTiC® METAtox**
Abends: 1 Portion **OMNi-BiOTiC® SR-9**
in Österreich bekannt als **OMNi-BiOTiC® Stress Repair**

Damit führen Sie morgens jene Mischung zu, die den Stoffwechsel in all seinen Komponenten beeinflusst.

Jedenfalls aber sollten Sie auf eine neue Form der Ernährung bauen, von der idealerweise sowohl Sie als auch Ihre Darmbakterien profitieren – für ein neues Lebensgefühl. Wissenschaftliche Untersuchungen der letzten Jahre zeigen, dass eine mediterrane Ernährung, die sogenannte Mittelmeerdiät (siehe auch Seite 37), den Alterungsprozess von Körper sowie Gehirn verlangsamen könnte. Der physiologische Prozess des Alterns steht in direkter Verbindung mit der Länge unserer Telomere, jenen repetitiven DNA-Sequenzen, die sich am Ende der Chromosomen befinden und im Laufe des Lebens immer kürzer werden. Telomere schützen die Chromosomen, in denen unsere DNA gespeichert ist, da diese nur in intakter Form die Aufrechterhaltung einer normalen Zellfunktion gewährleisten können. Bildlich dargestellt, können Sie sich das Ende von Schnürsenkeln unserer Schuhe vorstellen. Diese werden mit Plastikhüllen ummantelt, um das Ausfransen zu verhindern. Ähnlich geht es unseren Zellen ohne die schützende Funktion der Telomere. Da es aber im Laufe unseres Lebens ganz normal ist, dass die Telomere sich verkürzen, kommt es irgendwann – früher oder später – dazu, dass der Schutzmechanismus nicht mehr aufrechterhalten werden kann, die Zelle wird alt und kann sich nicht mehr teilen. Gibt es immer mehr von diesen „alten Zellen", kommt es zu Schäden am Gewebe und in weiterer Folge an den Organen. Somit kann man, vereinfacht ausgedrückt, sagen, je länger die Telomere sind, desto langsamer altern unsere Zellen und somit unser gesamter Organismus.

Aber wodurch werden unsere Telomere verkürzt? Können sie eventuell sogar künstlich verlängert und somit der Alterungsprozess verlangsam werden? All diese Fragen stehen derzeit im Zentrum zahlreicher vielversprechender Forschungsarbeiten. Mit relativer Sicherheit kann gesagt werden, dass Entzündungen sowie Stress einen negativen Einfluss auf die Telomere haben und diese sich dadurch schneller verkürzen. Da gerade die Ernährung neben den entzündungshemmenden Bakterien entscheidend gegen Entzündungsprozesse im Körper wirkt, kann hier möglicherweise ein verjüngender Effekt zugrunde liegen. Damit wäre der Traum einer Anti-Aging-Diät womöglich bald Realität. Und es scheint, als ob gerade die mediterrane Ernährungsweise eine positive Auswirkung auf die Telomere, aber auch auf unser Mikrobiom hat.

GUT *zu wissen*

Telomere

Telomere sind repetitive DNA-Sequenzen, die sich am Ende der Chromosomen befinden und im Laufe des Lebens immer kürzer werden. Telomere dienen dem Schutz der Chromosomen, in denen unsere DNA gespeichert ist, da diese nur in intakter Form, die Aufrechterhaltung einer normalen Zellfunktion gewährleisten können.

Was ist die Mittelmeerdiät?

Eigentlich handelt es sich um keine klassische Diät, sondern um eine Art der Ernährung, bei der ganz bestimmte Nahrungsmittel in hoher Qualität auf den Tisch kommen. Denken wir an unseren letzten Urlaub auf Sizilien oder in Griechenland, finden wir schon einige der Protagonisten dieser „Diät" in der klassischen regionalen Küche:

- frisches, regionales Gemüse
- farbenfrohes Obst – vor allem rote und blaue Beeren
- Hülsenfrüchte
- Fisch
- Nüsse, Kerne und Samen
- aktivierende Gewürze reichlich natives Olivenöl (bei uns gerne auch einmal Walnuss- oder Mohnöl!)

Durch eine Integration all dieser Lebensmittel in Ihren Alltag ist Ihr Körper mit Ballaststoffen sowie mit wichtigen Proteinen und gesunden Fetten bestens versorgt. Abwechslungsreich und der Saison angepasst, kommen jeden Tag nur frisch gekochte Gerichte auf den Tisch. Fertigprodukte mit Geschmacksverstärkern und viel Zucker sind hier nicht zu finden und genau dies scheint auch der Schlüssel zum Anti-Aging-Erfolg dieser Ernährung zu sein. Die Kombination aus Omega-3-Fettsäuren und vielen sekundären Pflanzenstoffen in Obst und Gemüse, dazu gesunde Eiweißbausteine und ausreichend Ballaststoffe liefern unseren guten Bakterien im Darm einen wahren Festschmaus. Und wenn wir unsere Mikroben verwöhnen, dann zeigen sie sich auch dankbar und liefern uns über ihre Metaboliten zahlreiche gesundheitsfördernde Produkte, die sie daraus produzieren können und die uns zu einem gesunden, aktiven und fröhlichen Leben verhelfen.

Natürliche Ballaststoffe

Ich habe ja schon einiges darüber geschrieben – aber weil sie so wichtig sind, hier nun alles darüber, was Sie interessieren könnte!

Natürliche Ballaststoffe sind nicht im wahrsten Sinne des Wortes Ballast, sondern es handelt sich um faserreiche Bestandteile pflanzlicher Lebensmittel, die unverdaut bis in den Dickdarm gelangen. Sie sind tatsächlich unverzichtbar für unsere Gesundheit. Es handelt sich um lange, geschmacksneutrale Zuckermolekülketten, die hauptsächlich in Obst und Gemüse vorkommen.

Es gibt wasserlösliche, wie Inulin und Pektin, sowie wasserunlösliche Ballaststoffe, wie Zellulose und Lignin. Letztere sind vorwiegend in Getreide und Getreideprodukten enthalten.

Ballaststoffe (wasserlöslich/wasserunlöslich)

Wasserlösliche Ballaststoffe (Beispiele)	Vorkommen
Beta-Glucan	**Gerstenkörner, Haferkörner, Haferflocken**
Hemicellulose	**Weizenkleie, Flohsamenschalen**
Inulin	**Chicorée, Pastinake, Artischocke, Schwarzwurzel,Topinambur**
Pektin	**Apfel, Quitte, Aprikose, Kirsche, Möhre**

Wasserunlösliche Ballaststoffe (Beispiele)	Vorkommen
Cellulose	**Getreidevollkornmehl, Weizenkleie, Haferkleie**
Lignin	**Weizen-, Roggen-, Gerstenkörner, Haferflocken**

Für unsere Verdauung haben die faserreichen Pflanzenbestandteile schon im Mund eine wesentliche Aufgabe. Denn aufgrund der groben Struktur müssen wir die aufgenommene Nahrung intensiver und länger kauen, was einen wichtigen Vorverdauungs- sowie Einspeichelungsprozess in Gang setzt. Außerdem – ganz toll für die schlanke Linie – erhöhen Ballaststoffe das Nahrungsvolumen, ohne Kalorien zu liefern. Und die längere Magenpassagezeit führt zu einem schneller eintretenden Sättigungsgefühl – auch nicht schlecht!

Eine ballaststoffreiche Ernährung verbessert unseren Stuhlgang.

In weiterer Folge binden Ballaststoffe Wasser im Darm und sorgen so für ein erhöhtes Stuhlvolumen. Dies regt die Peristaltik an und die Zeit, in der unser Stuhl den Körper wieder verlässt, wird verkürzt. Ein wichtiger Faktor, da dadurch auch Noxen und Toxine schneller aus dem Körper transportiert werden. Durch das wasserbedingte, erhöhte Stuhlvolumen verbessert sich nun wieder die Stuhlkonsistenz und es kommt seltener zu Verstopfung. Dies ist jedoch selbstverständlich von einer ausreichenden Flüssigkeitszufuhr abhängig.

Eine weitere wichtige Aufgabe der Ballaststoffe ist ihre Fähigkeit, Gallensäuren zu binden und das darin enthaltene Cholesterin aus dem Körper zu transportieren. Dies resultiert dann in der Neuproduktion von Gallensäuren, wofür der Körper nun wiederum Cholesterin benötigt. Dies hat eine Senkung des Cholesterinspiegels zur Folge. In aktuellen wissenschaftlichen Studien konnte gezeigt werden, dass ballaststoffreiche Mahlzeiten zu einer Senkung des Blutzuckerspiegels von Diabetikern führen, da Ballaststoffe die Aufnahme von Kohlenhydraten aus dem Darm ins Blut verzögern.

Gute Darmbakterien profitieren von ballaststoff‑reicher Nahrung.

Doch nicht nur unser Körper profitiert direkt vom Verzehr ballaststoffreicher Lebensmittel; die Gruppe der löslichen Ballaststoffe dient unseren positiven Dickdarmbakterien als Nahrungsquelle. Durch bakterielle Fermentation werden sie im Darm fast vollständig zu kurzkettigen Fettsäuren abgebaut. Dazu zählt Buttersäure, Essigsäure oder auch Propionsäure. Diese wichtigen Fettsäuren dienen der Dickdarmschleimhaut als Energielieferant und sie halten die Barrierefunktion gegenüber schädlichen Keimen aufrecht. Also zwei ganz essenzielle Punkte, um voller Energie auch in die zweite Lebenshälfte zu gehen!

Studien zeigen klar, dass Ballaststoffe die Fähigkeit besitzen, das Darmmikrobiom positiv zu modulieren. Stehen den Darmbakterien zu wenig Ballaststoffe als Lebensgrundlage zur Verfügung, bedienen sie sich entweder der schützenden Schleimschicht des Darms als Nahrung, was Löcher in der Darmwand

zur Folge hat – oder sie sterben ab. Die verringerte Anzahl und Vielfalt der Bakterien im Darm hat dann wieder zur Folge, dass weniger wichtige Nährstoffe aus der Nahrung aufgenommen werden können. Das kann auf längere Zeit ein wirkliches Problem für den gesamten Organismus darstellen.

Zu wenig Ballaststoffe in der Nahrung verringern Anzahl und Vielfalt an Darmbakterien.

Daher ist die aktuelle Empfehlung, mindestens 30 g Ballaststoffe pro Tag über die Nahrung zu sich zu nehmen. Dies sollte jedoch nicht von heute auf morgen plötzlich geschehen, sondern langsam gesteigert werden, denn wenn Ihr Darm nicht an Ballaststoffe gewöhnt ist, wird er bei plötzlichen großen Mengen davon mit Blähungen und Völlegefühl darauf reagieren.

Die Top 30 der ballaststoffreichen Lebensmittel

Platz	Lebensmittel	Ballaststoffe pro 100 g
1.	Weizenkleie	45,1 g
2.	Leinsamen	38,6 g
3.	Chiasamen	34,4 g
4.	Kokosraspel	24,0 g
5.	Weiße Bohnen	23,2 g
6.	Sojafleisch & -bohnen	22,0 g
7.	Pflaumen getrocknet	18,8 g
8.	Schwarzwurzeln	18,3 g
9.	Kleieflocken	18,0 g
10.	Aprikose getrocknet	17,3 g
11.	Linsen	17,0 g
12.	Erbsen	16,6 g
13.	Kichererbsen	15,5 g
14.	Früchtebrot	14,0 g
15.	Knäckebrot	14,0 g
16.	Roggenvollkornmehl 1800	13,9 g
17.	Birne getrocknet	13,5 g
18.	Topinambur	12,1 g
19.	Erdnusskerne	11,7 g
20.	Vollkornweizenmehl 1700	11,7 g
21.	Pfirsich getrocknet	11,7 g
22.	Macadamianüsse	11,4 g
23.	Sesamsamen	11,2 g
24.	Artischocke	10,8 g
25.	Apfel getrocknet	10,7 g
26.	Pistazienkerne	10,6 g
27.	Amaranth	10,3 g
28.	Haferflocken Vollkorn	10,0 g
29.	Mais	10,0 g
30.	Gerstenkorn	9,8 g

Es gibt drei Arten resistenter Stärke

1. Physikalisch resistente Stärke (RS1): Stärke, die für die Verdauungsenzyme unangreifbar ist, da sie in intakten Pflanzenzellen eingeschlossen ist (zum Beispiel in ganzen oder grob geschroteten Getreidekörnern)

2. Resistente Stärkegranula (RS2): Amylosereiche, native Stärke, die aufgrund der Anordnung ihrer Stärkeketten und Stärkekörner nicht abgebaut werden kann (zum Beispiel in rohen Kartoffeln, rohem Mais oder grünen Bananen)

3. Retrogradierte Stärke (RS3): Stärke, die beim Abkühlen nach dem Erhitzen durch Kristallisation der Stärkekomponenten Amylose und Amylopektin in stärkehaltigen Lebensmitteln entsteht (zum Beispiel in Kartoffeln, Reis, Nudeln oder Brotkruste)

Eine besonders clevere Möglichkeit, die Ballaststoffe in Ihrer Ernährung einfach zu erhöhen und gleichzeitig Zeit und Kalorien zu sparen:
Typ 3 der resistenten Stärke bildet sich beim Abkühlen eines zuvor erhitzten Lebensmittels. Beispiele: Brot, Kartoffeln, Reis, Nudeln. Ein Teil der Stärke lagert sich nach dem Kochen um und kristallisiert aus. Dann können Verdauungsenzyme sie nicht mehr angreifen und verwerten. Dadurch sind sie weniger energiereich, sie haben also weniger Kalorien, und gleichzeitig nehmen Sie mehr Ballaststoffe auf, die unserem Darmmikrobiom als Nahrung dienen.

Übrigens: Auch wenn Sie das Lebensmittel anschließend erneut erhitzen, bleibt die resistente Stärke im Lebensmittel erhalten.

Gesunde Fettsäuren

In einem Buch, das sich mit dem Gesund- und Jungbleiben von Körper und Geist beschäftigt, muss ich Ihnen gerade dieses Kapitel sehr ans Herz legen!

Denn Fettsäuren stellen für unseren Körper, aber auch für unser Mikrobiom einen wesentlichen Faktor für die gesunde und verlangsamte Zellalterung dar. Zahlreiche Studien haben gezeigt, dass es einen direkten Zusammenhang zwischen der Menge an aufgenommenen Omega-3-Fettsäuren und einer großen mikrobiellen Vielfalt in unserem Darm gibt, was wiederum mit einer sehr guten allgemeinen Gesundheit in Verbindung zu bringen ist. Die stärkste Verknüpfung gibt es zwischen der Vielfalt der Darmflora und der Omega-3-Fettsäure DHA, die in Fischöl zu finden ist.

Man stellte fest, dass es dadurch zu einer erhöhten Keimzahl an Bakterien der Familie der Lachnospiraceae kommt. Man nimmt an, dass diese Bakterien vor Darmkrebs schützen, weil es für uns Menschen enorm wichtig ist, dass sie vermehrt Buttersäure produzieren.

Omega-3-Fettsäuren und mikrobielle Vielfalt im Darm gehen Hand in Hand.

In unserer klassischen „Western Diet" kommen diese wichtigen Fettsäuren kaum noch vor, deshalb machen Sie sich auf die Suche nach ihnen und bauen Sie diese Nahrungsmittel als Highlights in ihre tägliche Ernährung ein!

GUT *zu wissen*

Reich an Omega-3-Fettsäuren (u. a.):

- Walnussöl und Walnüsse selbst
- Chiasamen
- Leinsamen und Leinöl
- Hering
- Thunfisch
- Lachs
- Makrele

Auch das Olivenöl steht immer wieder im Fokus zahlreicher Forschungsarbeiten im Zusammenhang mit Gesundheit und Alterung. Es hat zwar keinen hohen Anteil an Omega-3-Fettsäuren, scheint jedoch aufgrund des hohen Gehaltes an sekundären Pflanzenstoffen, den sogenannten Polyphenolen, ein wahres Wunderwerk für unsere Gesundheit zu sein. Denn diese rufen regulative Genveränderungen in knapp 100 Genen hervor, die für den Verlauf von vielen Krankheiten verantwortlich sind. Zudem enthält Olivenöl große Mengen an Vitamin E sowie weitere Antioxidantien. Gerade Antioxidantien und bestimmten Vitaminen werden schon seit Längerem positive Wirkungen auf den Alterungsprozess nachgesagt. Doch die Wirkmechanismen dahinter wurden erst durch die Forschung der letzten Jahre entschlüsselt. Sogenannte freie Radikale – entstanden durch oxidativen Zellstress – führen zu einer Schädigung der Telomere (siehe Seite 36) und verändern gleichzeitig auch die Zusammensetzung unseres Mikrobioms!

Freie Radikale sind per se nicht schlecht, denn unser Immunsystem braucht sie zur Abwehr von Krankheiten und im Kampf gegen unerwünschte Eindringlinge. Der Körper kann sie mit Hilfe von Antioxidantien, die er selbst bildet oder die wir über die Nahrung zuführen, auch im physiologischen Gleichgewicht halten und wieder abbauen. Kommt es hier jedoch zu einer Schieflage, nehmen die freien Radikale überhand und können durch ihre Angriffe auf die Telomere den Alterungsprozess beschleunigen. Tatsächlich lässt sich durch eine Ernährung, bei der die oben genannten Lebensmittel mit ihren Antioxidantien überwiegen, der Alterungsprozess verlangsamen!

Sekundäre Pflanzenstoffe

Darüber haben Sie gewiss schon viel gelesen, ich möchte Ihnen das Wichtigste zusammenfassen und auch ein paar neue Aspekte für den Jungbrunnen hinzufügen!

Sekundäre Pflanzenstoffe sind in Gemüse, Obst, Kartoffeln, Hülsenfrüchten, Nüssen sowie Vollkornprodukten enthalten und geben ihnen vielfach sogar ihre Farbe. Neben einem hohen Ballaststoffgehalt – der sie für unsere Mikroben interessant macht – dienen sie den Pflanzen vor allem als Abwehrstoffe gegen Krankheitserreger und spielen deshalb eine zentrale Rolle in Hinblick auf eine mikrobiomfreundliche Ernährung, die auch noch den Alterungsprozess verlangsamt. Ähnlich wie Präbiotika landen sekundäre Pflanzenstoffe aufgrund ihrer komplexen Struktur unverdaut im Dickdarm, wo sie von unseren Bakterien verstoffwechselt werden. Die daraus entstandenen Metaboliten wirken wiederum direkt sowohl auf unsere Zellen als auch auf die gesamte Mikrobiota (siehe Kasten Seite 11) positiv.

Sekundäre Pflanzenstoffe: hochinteressant für unseren Jungbrunnen

Sekundäre Pflanzenstoffe sind – wie Sie auf Seite 45 sehen – in vielen Lebensmitteln, auch in Tee, Kaffee und Wein enthalten. Besonders berühmt sind beispielsweise Resveratrol aus Blättern und Trauben der Weinrebe oder Flavonoide und Anthocyane aus dunklen Waldbeeren.

Phytoöstrogene, Carotinoide, Resveratrol, Senfölglucoside – sie alle gehören zu den rund 10.000 verschiedenen sekundären Pflanzenstoffen, die wir mit der Nahrung aufnehmen könnten. Derzeit sind aber sogar mehr als 80.000 verschiedene bekannt, die weder im Energiestoffwechsel noch im anabolen oder im katabolen Stoffwechsel produziert werden und somit nicht zwingend erforderlich für die Pflanze sind. Warum sind sie dann da?

Mehrere Studien haben ihre antioxidativen, entzündungshemmenden, antidiabetischen, krebshemmenden, neuroprotektiven und fettverbrennenden Eigenschaften gezeigt. Im menschlichen Körper werden die Polyphenole jedoch als Xenobiotika gesehen – also Stoffe, die dem menschlichen Körper fremd sind, und somit wird die Bioverfügbarkeit dieser Verbindungen stark reduziert. Phänomenal – denn gerade aufgrund dieser schlechten Absorption werden sie länger im Darm zurückgehalten und haben dadurch eine positive Wirkung auf einige unserer Bakterien im Dickdarm. Es werden nämlich nützliche Bakterien genährt, um zellverändernde Darmbewohner in Schach zu halten und deren Wachstum zu hemmen. Diese symbiontische Zusammenarbeit ist entscheidend nicht nur für die menschliche Gesundheit, sondern auch für einen verlangsamten Alterungsprozess.

Die Frage, die mich fasziniert hat, war aber die: Wie genau machen sie das? Was ist die „Super-Power" der Polyphenole?

Ganz wesentlich ist es, dass z. B. die Flavonoide, die wir hauptsächlich in weißem und grünem Tee finden, mit zahlreichen Bakterien interagieren, indem sie diese dazu bringen, vermehrt Wasserstoffperoxid zu produzieren, und das wiederum ist für die Zerstörung von krankmachenden Keimen wesentlich. Aber es kommt noch viel besser: Sie können sogar einige üble Keime für die Wirkung von Antibiotika sensibilisieren, also die Antibiotika besser wirksam machen, was gerade in Zeiten von zunehmenden antibiotikaresistenten Keimen einen enormen Mehrwert bieten kann. Und falls Sie immer wieder mit Magenproblemen kämpfen, auch da sollten Polyphenole auf ihrem Speiseplan stehen. Denn die gesundheitsschädlichen Giftstoffe, die Helicobacter pylori produziert, können von Polyphenolen gebunden und das Wachstum der pathogenen Keime gestoppt werden.

Polyphenole haben eine echte Super-Power.

Die in Honig und Propolis enthaltenen Flavonole zeigen tatsächlich einen enorm positiven Einfluss auf die Zusammensetzung unserer Darmmikrobiota (siehe Kasten Seite 11). In ersten Untersuchungen zeigte sich, dass diese zur Verbesserung des Bacteroidetes-Firmicutes-Verhältnisses führen können und so Einfluss auf Adipositas – also Übergewicht – nehmen. Denn Firmicutes – ich nenne sie auch gerne Ötzi-Bakterien – besitzen die Fähigkeit,

Nährstoffe vielfach zu fermentieren, um möglichst große Mengen an Energie daraus ziehen zu können. Für unsere Vorfahren überlebensentscheidend, denn damals fand sich nicht ein Supermarkt an jeder Ecke. Unsere Vorfahren mussten weite Strecken zurücklegen, um ein Stück Wild zu erlegen und ein paar Beeren und Wurzeln zu finden. Oftmals kam es vor, dass nur drei bis vier ordentliche Mahlzeiten pro Woche auf den Tisch kamen. Für uns heute fast undenkbar, doch in unserer evolutionären Entwicklungsgeschichte war es entscheidend, aus wenig Nahrung viel Energie gewinnen zu können. Heute ist das wenig attraktiv, denn große Mengen an Fettpolstern stehen oftmals in direkter Verbindung mit zahlreichen Zivilisationserkrankungen und sind daher nicht gewünscht. Ist die Ratio zwischen Bacteroidetes/Firmicutes nicht ausgeglichen, scheint neben der Ansiedlung der richtigen Bakterien über ganz spezifische Probiotika wie **OMNi-BiOTiC® metabolic** auch der Polyphenolgehalt in grünem Tee oder noch viel effektiver in Tee aus der Bittergurke (Momordica Charantia – erhältlich in Ihrer Apotheke unter dem Namen „Charantea") einen positiven Einfluss auf das Bakterien-Verhältnis zu haben. In weiterer Folge scheint vor allem der Tee aus der Bittergurke einen großartigen Effekt auf die Gewichtsreduktion zu haben, denn – stellen Sie sich vor – die in der Bittergurke enthaltenen Stoffe hemmen den Heißhunger auf Süßes! Somit können Sie sich schon jetzt auf das Gefühl freuen, bereits nach wenigen Wochen einem Jungbrunnen entstiegen zu sein.

Sekundäre Pflanzenstoffe

Sekundäre Pflanzenstoffe	Vorkommen	Bedeutung für Pflanzen	Bedeutung für den Menschen
Flavonoide	**Äpfel, Auberginen, Beeren, Birnen, Grünkohl, Kirschen, Orangen, Paprika, Pflaumen, Trauben, Zwiebeln, Soja, grüner Tee**	Farbstoffe (rot, hellgelb, blau, violett)	antioxidativ / Schutz vor bestimmten Krebs- sowie Herz-Kreislauf-Erkrankungen / blutdrucksenkend / beeinflussen Immunsystem
Phenolsäuren	**Kaffee, Nüsse, Tee, Vollkornprodukte, Wein**	Abwehr von Fressfeinden	antioxidativ / senken Risiko für bestimmte Tumor- sowie Herz-Kreislauf-Erkrankungen
Phytoöstrogene	**Getreide, Hülsen-früchte (besonders: Soja), Leinsamen**	Hormonwirkung	senken Risiko für bestimmte Krebs-erkrankungen / mindern Knochenabbau / positive Wirkung auf Immunsystem / cholesterolsenkend
Carotinoide	**Oranges, rotes und grünes Gemüse, Grapefruit, Karotten, Kürbis, Aprikosen, Melonen, Paprika, Tomaten**	Farbstoffe (gelb, orange, rot)	antioxidativ / entzündungshemmend / senken Risiko für bestimmte Krebs- sowie Herz-Kreislauf-Erkrankungen und altersbedingter Makuladegeneration
Monoterpene	**Fenchel, Kümmel, Minze, Rosmarin, Thymian, Zitrusfrüchte**	Duft- und Aromastoffe	antioxidativ / antimikrobiell / cholesterolsenkend
Phytosterine	**Hülsenfrüchte, Nüsse, Pflanzensamen (z.B. Sonnenblumenkerne, Sesam)**	Membranbaustoff, Hormonwirkung	cholesterinsenkend / senken Risiko von Dickdarmkrebs
Saponine	**Hafer, Hülsenfrüchte, Spargel, Spinat, Süßholz (Lakritze)**	Abwehr von Fressfeinden Pilzen	antibiotisch / cholesterinsenkend / antifungisch
Glucosinolate	**Alle Kohlarten, Kresse, Radieschen, Rettich, Senf**	Abwehr von Fressfeinden und Pathogenen	antimikrobiell / senken Risiko für bestimmte Krebserkrankungen / beeinflussen das Immunsystem / durch-blutungsfördernd
Sulfide	**Karotte, Knoblauch, Lauch, Schnittlauch, Zwiebel**	Duft- und Aromastoffe	antioxidativ / senken Risiko für bestimmte Krebserkrankungen / blutdruck- und cholesterolsenkend / antibiotisch / antithrombotisch

Die Zukunft der Bakterienwirkung auf unseren gesamten Körper

In meinen letzten Zeilen in diesem Buch möchte ich zu einem sehr ernsten Thema kommen: Jüngste Forschungsergebnisse zeigen, dass bestimme Bakterien in der Lage sind, Polyphenole so zu verstoffwechseln, dass die daraus entstandenen Stoffwechselprodukte eine präventive Wirkung gegen Krebs haben. Man erkannte, dass einige polyphenolische Verbindungen, die aus der Nahrung aufgenommen werden, bakterielle Stoffwechselenzyme modulieren und somit das Risiko reduzieren können, an Krebs zu erkranken. Das ist zwar heute noch Zukunftsmusik, doch es zeigt, welch enorme Bedeutung selbst die renommiertesten Krebsforscher den Bakterien in unserem Darm zutrauen. Sie sehen heute mit den neuen Untersuchungsmöglichkeiten, dass etwa Resveratrol die bakterielle Enzymaktivität ankurbelt, was wiederum das Tumorwachstum im Dickdarm hemmt. Viel Forschung wird noch notwendig sein, um herauszufinden, welche Darmbakterien maßgeblich daran beteiligt sind, dass Resveratrol und andere sekundäre Pflanzenstoffe nicht nur eine allgemein entzündungshemmende Wirkung haben, sondern auch die Darmkrebsmetastasierung und die neoplastische Zelltransformation reduzieren, indem sie bestimmte Enzyme, die an der Entstehung von Tumoren beteiligt sind, hemmen. Gerade für Menschen, bei denen Krebserkrankungen in der Familie häufig auftreten und die somit eine genetische Prädisposition haben, könnten diese neu entdeckten Prozesse zwischen idealer Nahrung und den besten Bakterienarten im Darm in Zukunft eine entscheidende Rolle in der Gesundheitsprävention spielen. Wir entdecken hier nicht einfach nur einen Jungbrunnen, sondern tatsächlich den Gesundheitsbrunnen!

Ich bin unendlich dankbar dafür, bereits seit vielen Jahren diese wissenschaftlichen Arbeiten begleiten zu dürfen und Zeuge für ein Umdenken zu sein - hin zu dem, was die Natur uns für unsere Gesundheit in jeder Lebensphase bereitstellt. Ich war mit Forschern der Stanford University bereits bei Völkern, die auch im hohen Alter ohne Krankheit vergnügt und entspannt ihren Tätigkeiten nachgehen, und hoffe, auch Ihnen Anregungen gegeben zu haben, wie es möglich wird, das Leben auch mit fortschreitenden Jahren in bester körperlicher und geistiger Verfassung voll guter Laune zu genießen.

Aktiv, gesund und frei von chronischer Entzündung das Leben genießen

30 Rezepte für ein längeres Leben

Unser Darm reguliert nicht nur unsere Verdauung, sondern hilft auch dabei, unsere Nahrung so aufzuspalten, dass unserem Körper Vitamine und Spuren-elemente überhaupt erst zur Verfügung gestellt werden können. Beides ist ganz entscheidend für die Erhaltung unserer Gesundheit. Denn was nützt es, gesunde Nahrung oder auch Vitalstoffe in Kapseln zu schlucken, wenn wir sie dann un-verdaut wieder ausscheiden? Und hier kommen unsere Darmbewohner ins Spiel: Genau wie wir Menschen brauchen auch unsere Mitbewohner im Darm die rich-tigen Nährstoffe. Und wir Menschen brauchen die richtigen Mitbewohner, die unseren „Verdauungsschlauch" erst zu dem werden lassen, was Ärzte vor tausenden von Jahren bereits als selbst-verständlich ansahen – zum Zentrum des Lebens. So finden Sie auf den nächsten Seiten Rezepte für IHR Leben.

Weiterführende Literatur

Bagga D, et al. „Probiotics drive gut microbiome triggering emotional brain signatures."
Gut microbes 9.6 (2018): 486–496.

Biagi E, et al. „Gut microbiota and extreme longevity."
Current Biology 26.11 (2016): 1480–1485.

Biesalski H, Bischoff S, Pirlich M, Weimann A. „Ernährungsmedizin: Nach dem Curriculum Ernährungsmedizin der Bundesärztekammer."
Georg Thieme Verlag, 5. Edition (2017).

Cryan JF, et al. „The microbiota-gut-brain axis."
Physiological reviews (2019).

Franceschi C, et al. „Inflammaging: a new immune-metabolic viewpoint for age-related diseases."
Nature Reviews Endocrinology 14.10 (2018): 576–590.

Haidmayer A, et al. „Effects of Probiotic Strains on Disease Activity and Enteric Permeability in Psoriatic Arthritis – A Pilot Open-Label Study."
Nutrients 12.8 (2020): 2337.

Kofrányi E, Wirths W. „Einführung in die Ernährungs-lehre." Umschau Buchverlag, 13. Edition (2013).

Laue C, et al. „Effect of a yoghurt drink containing Lactobacillus strains on bacterial vaginosis in women – a double-blind, randomised, controlled clinical pilot trial." Beneficial Microbes 9.1 (2018): 35–50.

Leblhuber F, et al. „Probiotic supplementation in patients with Alzheimer's dementia – an explorative intervention study."
Current Alzheimer Research 15.12 (2018): 1106–1113.

Milani C, et al. „The first microbial colonizers of the human gut: composition, activities, and health implications of the infant gut microbiota." Microbiology and molecular biology reviews 81.4 (2017): e00036–17.

Niers L, et al. „The effects of selected probiotic strains on the development of eczema (the PandA study)."
Allergy 64.9 (2009): 1349–1358.

Santos RO, Rehage JS, et al. „Quantitative assessment of a data-limited recreational bonefish fishery using a time-series of fishing guides reports."
PLoS One 12.9 (2017): e0184776.

Stiegelbauer V, et al. „Der Effekt eines Multispezies-Probiotikums auf die Mikronährstoffaufnahme, Hormonproduktion und Entzündungsreaktionen bei postmenopausalen Frauen "
OM & Ernährung 168 (2019): F60–F65.

Ternes D, et al. „The gut microbial metabolite formate exacerbates colorectal cancer progression."
Nature metabolism 4.4 (2022): 458–475.

Vaiserman AM, et al. „Gut microbiota: A player in aging and a target for anti-aging intervention."
Ageing research reviews 35 (2017): 36–45.

Wagenaar CA, et al. „The effect of dietary interventions on chronic inflammatory diseases in relation to the microbiome: A systematic review."
Nutrients 13.9 (2021): 3208.

Wilmanski T, et al. „Gut microbiome pattern reflects healthy ageing and predicts survival in humans."
Nature metabolism 3.2 (2021): 274–286.

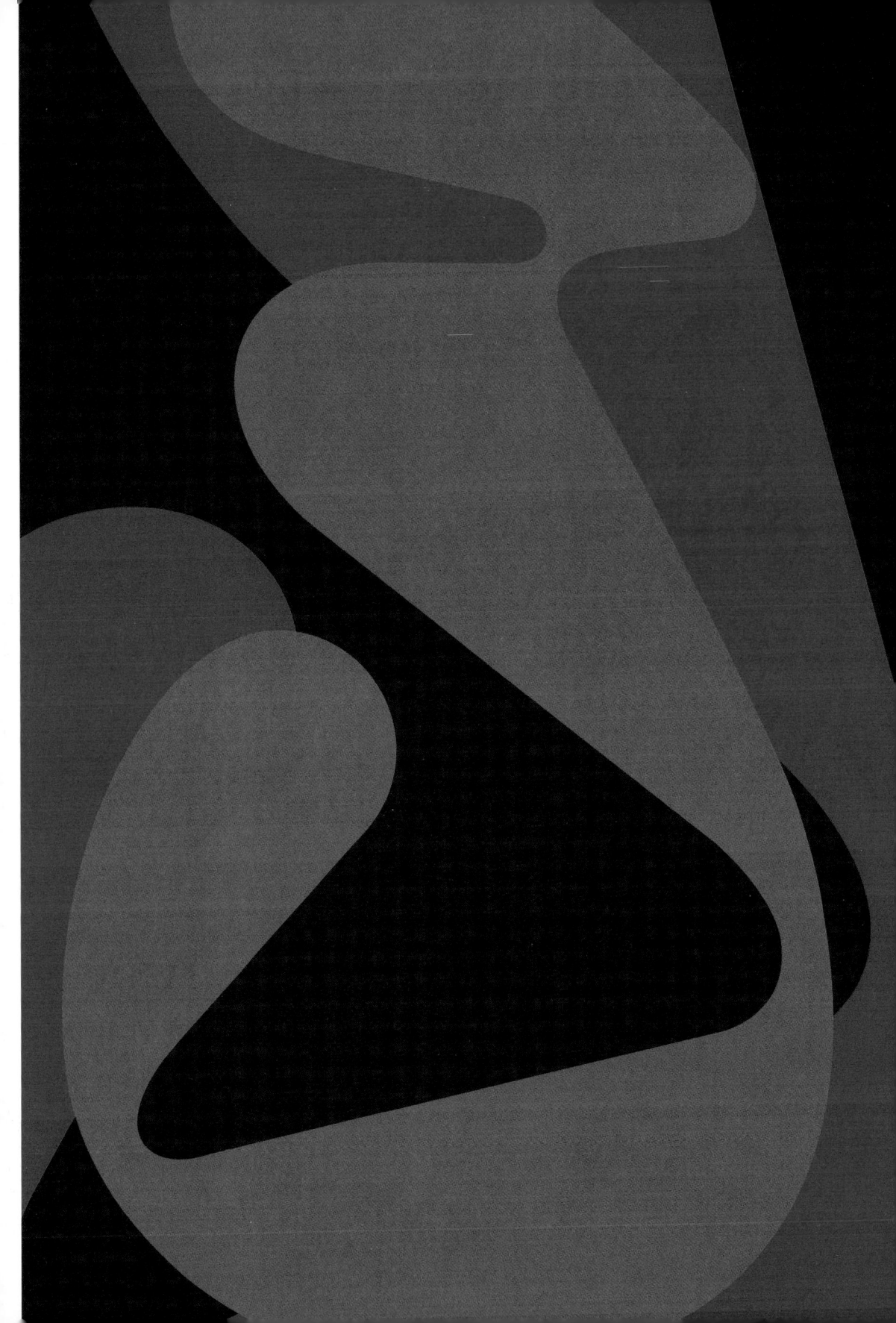

Rezepte

Zubereitungszeit: 20 Minuten
plus über Nacht einweichen
Backzeit: 25 Minuten

Selbst gemachtes
Buchweizen-Granola

200 g Buchweizen
80 g Mandeln
100 g kleinblättrige Haferflocken
½ TL gemahlener Kardamom
1 TL Zimtpulver
1 Prise Salz
1 EL Rapsöl
50 g getrocknete Sauerkirschen

Für 1 großes Glas (ca. 450 g)

Den Buchweizen in einem Sieb unter fließendem Wasser gründlich waschen. In eine Schüssel geben und mit reichlich Wasser bedecken. Abdecken und über Nacht (12 Stunden) stehen lassen.

Am nächsten Morgen in ein Sieb geben, gründlich abspülen und abtropfen lassen. Den Backofen auf 180 °C (Umluft) vorheizen. Ein Backblech mit Backpapier auslegen. Die Mandeln grob hacken. Die Haferflocken, Gewürze und Öl mit dem Buchweizen und den Mandeln mischen und auf dem Backpapier verteilen. Auf der mittleren Schiene 20–25 Minuten backen.

Aus dem Backofen holen und das Granola auskühlen lassen. Die getrockneten Sauerkirschen untermischen. In einem Glas luftdicht verschlossen bei Raumtemperatur lagern.

TIPP
Zum Servieren pro Person
je 50 g Heidel- und Himbeeren
waschen und vorsichtig trocken
tupfen. 250 g Naturjoghurt mit
den Beeren belegen und mit
4 EL Granola servieren.

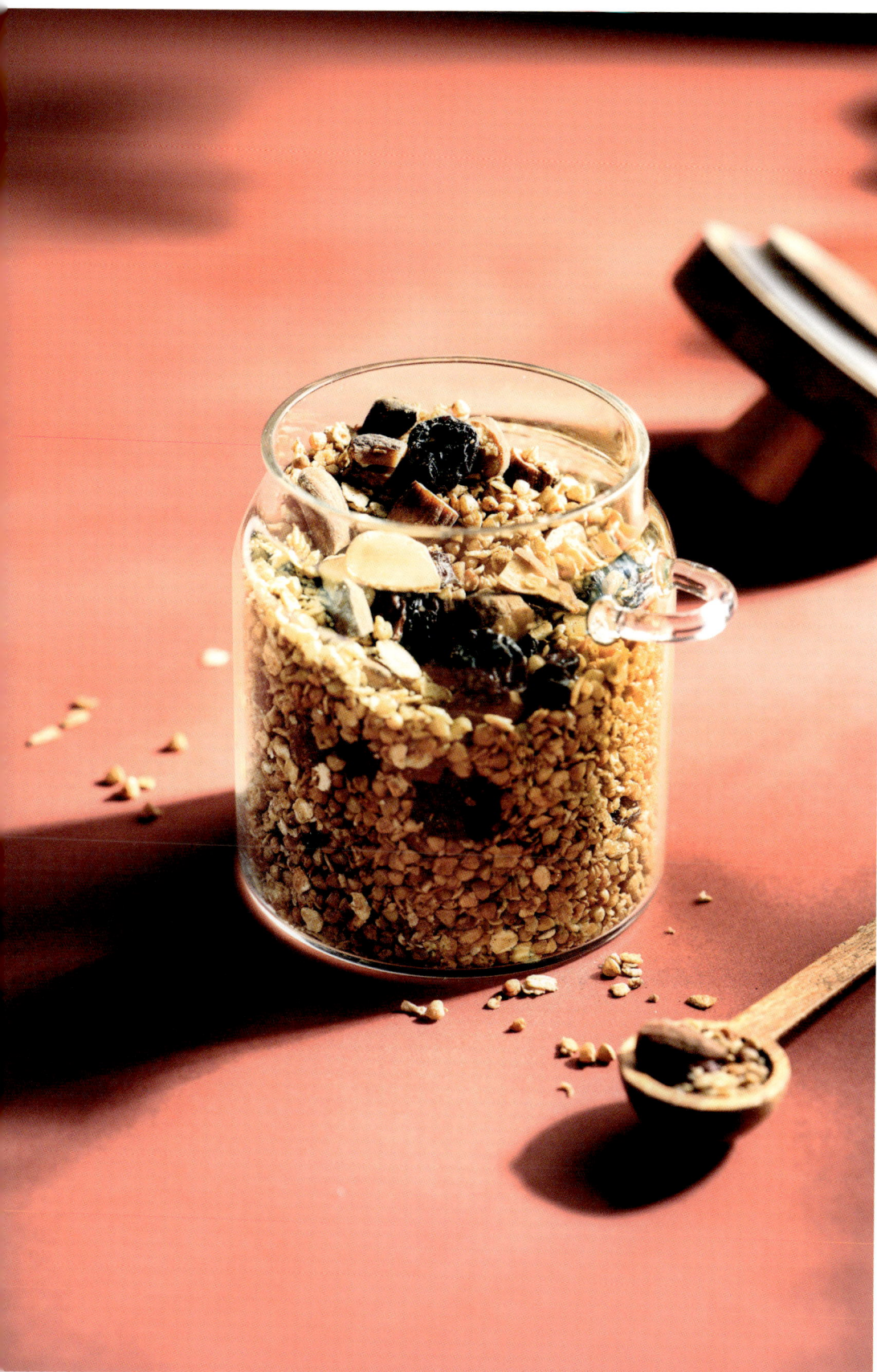

Buchweizen-Bowl
mit Feigen und Walnüssen

150 g Buchweizen
2 getrocknete Feigen
1 EL Rapsöl
300 ml Milch (3,5 % Fett)
1 Prise Salz
½ TL Zimtpulver
4 frische Feigen
40 g Walnusskerne

Für 2 Personen

Den Buchweizen in einem Sieb unter fließendem Wasser gründlich waschen. In eine Schüssel geben und mit reichlich Wasser bedecken. Abdecken und über Nacht (12 Stunden) stehen lassen.

Am nächsten Morgen in ein Sieb geben, gründlich abspülen und abtropfen lassen. Die getrockneten Feigen klein würfeln. In einem Topf das Öl erhitzen und den Buchweizen kurz anrösten. Die Milch, getrockneten Feigen, Salz und Zimt zugeben und 15–20 Minuten bei kleiner Hitze köcheln, bis der Buchweizen weich ist. Dabei gelegentlich umrühren.

Währenddessen die frischen Feigen vorsichtig waschen und in Scheiben schneiden. Die Walnüsse grob hacken. Den Buchweizen in zwei Schalen füllen. Die frischen Feigen darauf verteilen. Mit den Walnüssen bestreuen und sofort servieren.

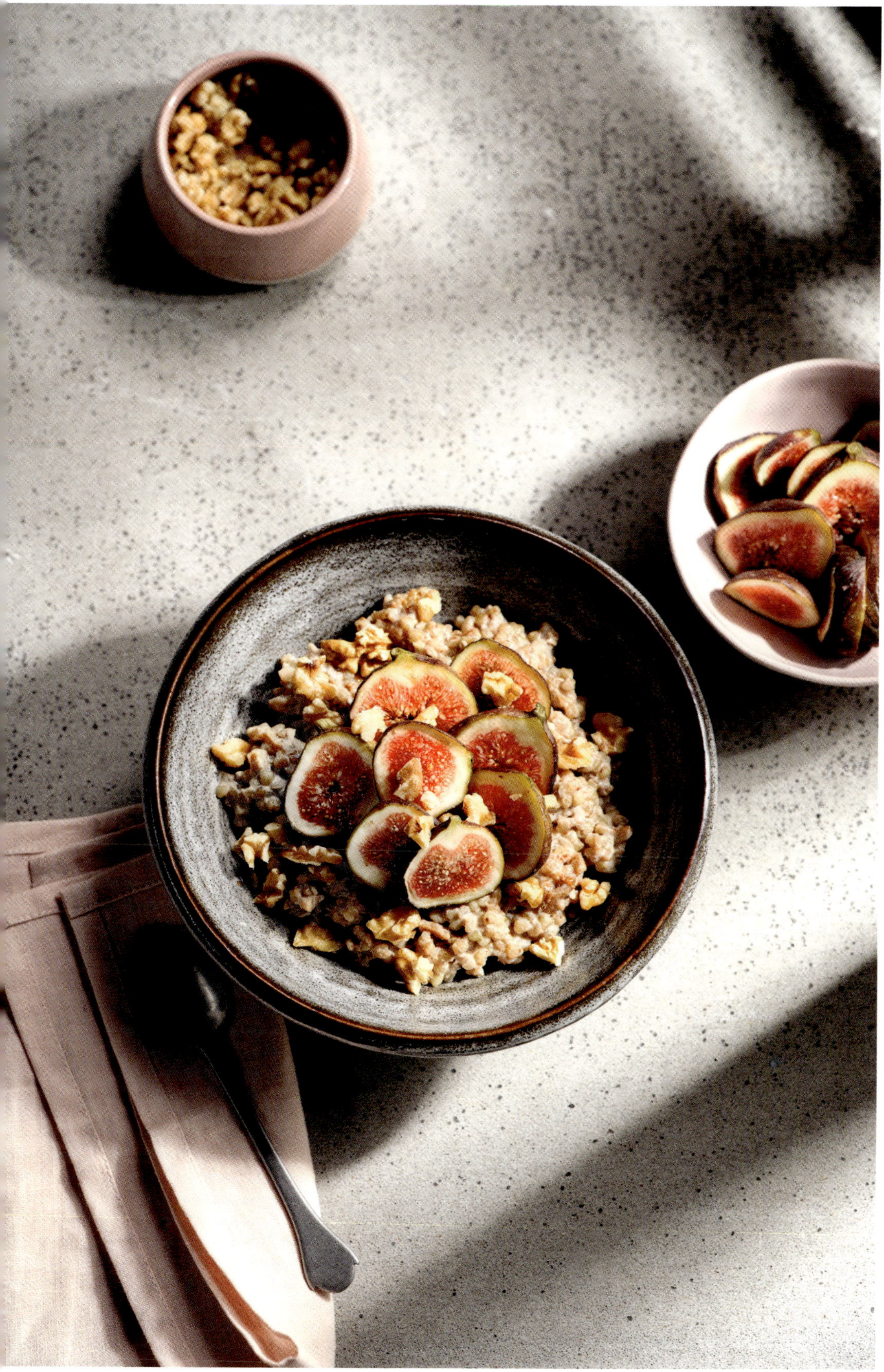

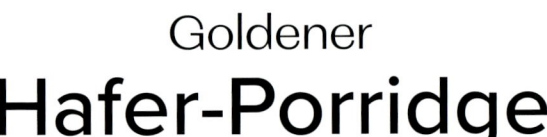

Goldener
Hafer-Porridge

100 g kleinblättrige Haferflocken
1 EL geschroteter Leinsamen
½ TL gemahlene Kurkuma
¼ TL gemahlener Kardamom
1 Prise Salz
1 Prise Pfeffer
400 ml Milch
   (3,5 % Fett, alternativ Wasser)
1 Apfel
1 TL Zitronensaft
300 g Papaya

Für 2 Personen

Die Haferflocken mit Leinsamen, Kurkuma, Kardamom, Salz, Pfeffer und Milch in einem Topf aufkochen. Zugedeckt bei kleiner Hitze ca. 5 Minuten köcheln lassen. Dabei gelegentlich umrühren. Falls die Masse zu fest ist, noch etwas mehr Flüssigkeit zufügen.

Den Apfel fein raspeln und mit Zitronensaft beträufeln. Die Papaya schälen, halbieren und die Kerne entfernen. Die Hälften waschen, trocken tupfen und in Scheiben schneiden.

Den Apfel zum Porridge geben und untermischen. Auf zwei Schalen verteilen und mit der Papaya belegen. Sofort servieren.

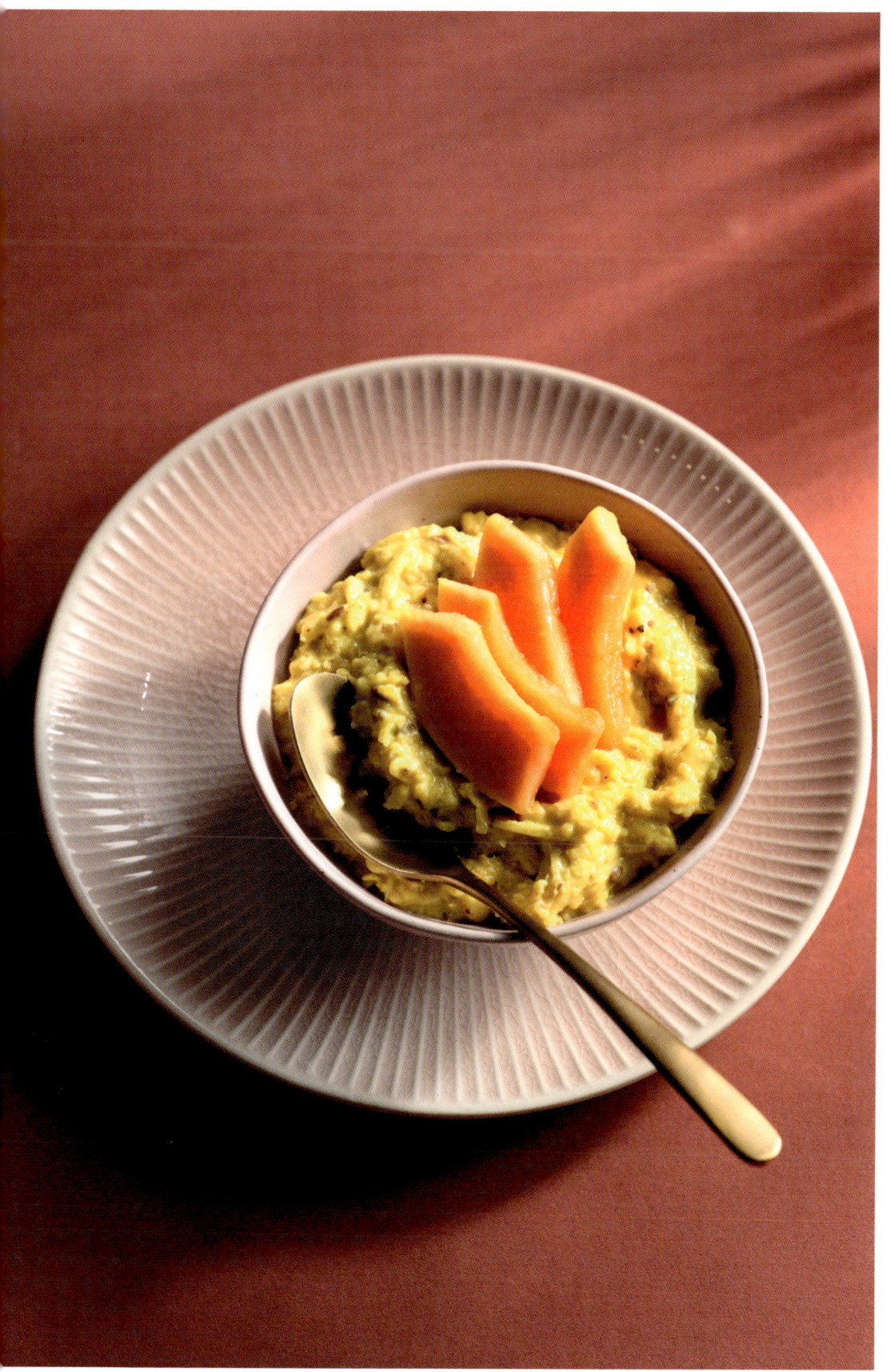

Nur-Kornbrot
mit Forelle und Hüttenkäse

4 Scheiben Nur-Kornbrot
   (Fertigprodukt oder
   selbst gemacht, siehe unten)
60 g Hüttenkäse
   (körniger Frischkäse)
4 Stiele Dill
1 Avocado
Salz
Pfeffer
100 g geräuchertes Forellenfilet

Für 2 Personen

Die Brotscheiben mit dem körnigen Frischkäse bestreichen. Den Dill waschen, trocken schütteln und grob hacken. Die Avocado halbieren, den Kern entfernen und das Fruchtfleisch mithilfe eines Löffels herauslösen. Die Avocado in Scheiben schneiden und auf dem Frischkäse verteilen. Mit Salz und Pfeffer würzen.

Die Forellenfilets in mundgerechte Stücke zupfen und auf dem Brot verteilen. Mit Dill bestreut servieren.

Zubereitungszeit: 15 Minuten
Quellzeit: 2 Stunden / Backzeit: 1 Stunde
Kühlzeit: 1 Stunde

Nur-Kornbrot
selbst gemacht

100 g Sonnenblumenkerne
120 g grobblättrige Haferflocken
100 g kleinblättrige Haferflocken
90 g Leinsamen
60 g geschroteter Leinsamen
15 g Chiasamen
10 g Flohsamenschalen
1 EL gemahlene Gewürze
   nach Geschmack
   (z. B. Brotgewürz, Kreuzkümmel, Koriander)
1 TL Salz
450 ml warmes Wasser

Für 800 g Brot

Alle Zutaten miteinander vermengen, das warme Wasser mit einem Löffel unterrühren und 1–2 Stunden quellen lassen. Den Backofen auf 170 °C Ober-/Unterhitze vorheizen.

Ein Backblech mit Backpapier belegen. Das Brot mit feuchten Händen zu einem ovalen Laib formen und im Ofen 1 Stunde backen. Den Ofen ausstellen und das Brot im geschlossenen Ofen komplett auskühlen lassen.

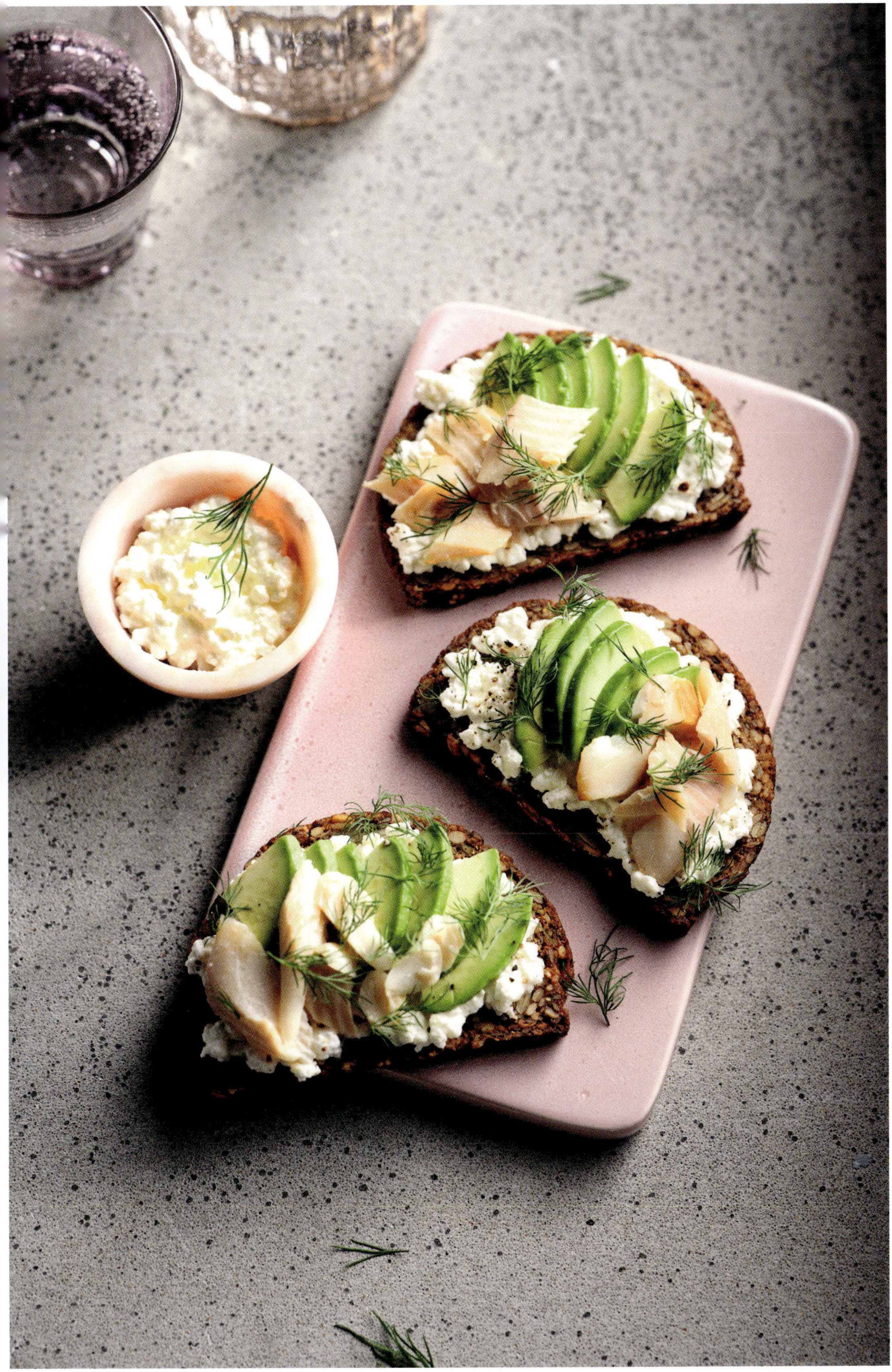

Holunder-Kefir
mit Haferflocken

2 Stiele Minze
100 g helle, kernlose Trauben
500 ml Kefir
150 ml Holundersaft
2 EL Haferflocken
    (klein- oder grobblättrig,
    nach Geschmack)

AUSSERDEM:
Minzblätter zum Servieren

Für 2 Personen
Die Minze waschen, trocken schütteln und die Blätter abzupfen. Die Trauben waschen. Alle Zutaten in einen Mixer
geben und pürieren. Auf zwei Gläser verteilen, mit Minze
dekorieren und sofort servieren.

TIPP
Statt des Holundersaftes
können Sie auch andere Säfte
untermischen. Achten Sie
darauf, 100 % reine Säfte ohne
Zuckerzusatz zu verwenden.
Auch frische Beeren oder
aufgetaute TK-Beeren (ebenfalls
ohne Zuckerzusatz) können Sie
mit dem Kefir pürieren.

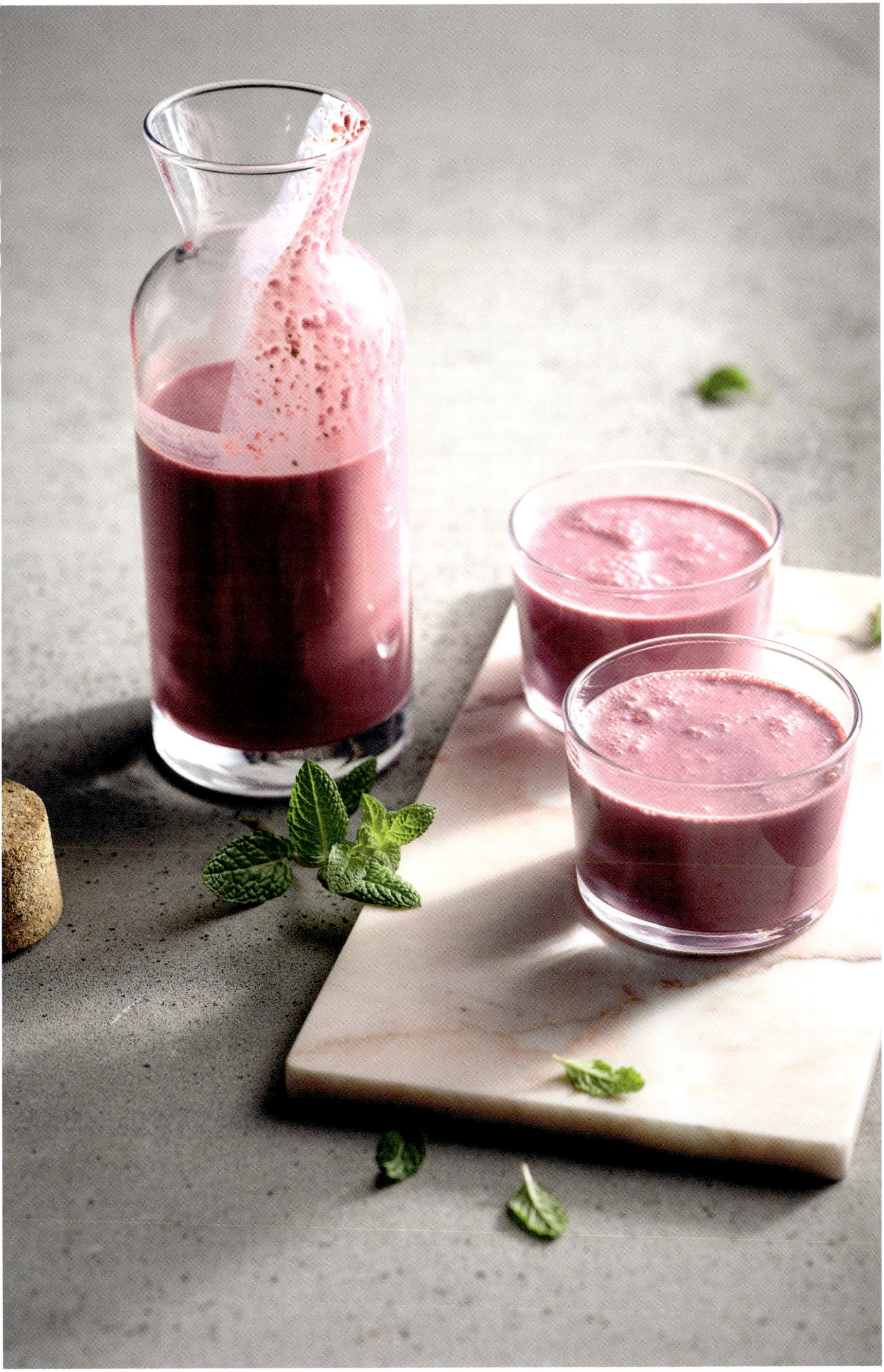

Zubereitungszeit: 45 Minuten
Backzeit: 30 Minuten

~~~~~~

Lauwarmer Gemüsesalat
mit Walnussdressing

500 g bunte Karotten

2 Pastinaken

1 Fenchelknolle

1 rote Zwiebel

2 Knoblauchzehen

1 Zweig Rosmarin

2 Stiele Salbei

3 EL Olivenöl

Chiliflocken

Salz

Pfeffer

50 g Walnusskerne

250 g Schafkäse (Feta)

4 EL Walnussöl

3 EL Apfelessig

2 TL körniger Senf

1 Kopf Lollo Rosso
   (alternativ Kopfsalat)

Für 4 Personen

Die Karotten putzen und längs halbieren. Die Pastinaken putzen, schälen und vierteln, ggf. je nach Dicke die Stücke nochmals halbieren. Den Fenchel waschen und halbieren, den Strunk herausschneiden. Das Fenchelgrün abschneiden, fein schneiden und zum Servieren beiseitelegen. Den restlichen Fenchel in Spalten schneiden. Die Zwiebel schälen und vierteln. Den Knoblauch schälen und in Scheiben schneiden. Die Kräuter waschen und trocken tupfen. Die Rosmarinnadeln abstreifen und fein hacken. Die Salbeiblätter abzupfen und in feine Streifen schneiden.

Das Gemüse, Zwiebel und Knoblauch in einer Schüssel mit dem Olivenöl und den Kräutern mischen. Mit Chiliflocken, Salz und Pfeffer würzen.

Den Backofen auf 200 °C (Ober-/Unterhitze) vorheizen. Ein Backblech mit Backpapier auslegen. Das marinierte Gemüse darauf verteilen und im Backofen auf der mittleren Schiene 25–30 Minuten backen.

Währenddessen die Walnüsse grob hacken. Den Schafskäse zerbröckeln. Das Walnussöl mit Essig, Senf, Salz und Pfeffer verquirlen. Den Salat putzen, waschen, trocken schütteln und in mundgerechte Stücke zupfen. In einer Schüssel den Salat mit dem Dressing mischen. Das fertig geröstete Gemüse noch warm unterheben. Den Schafskäse und das Fenchelgrün darüber verteilen und mit den gehackten Walnüssen bestreut servieren.

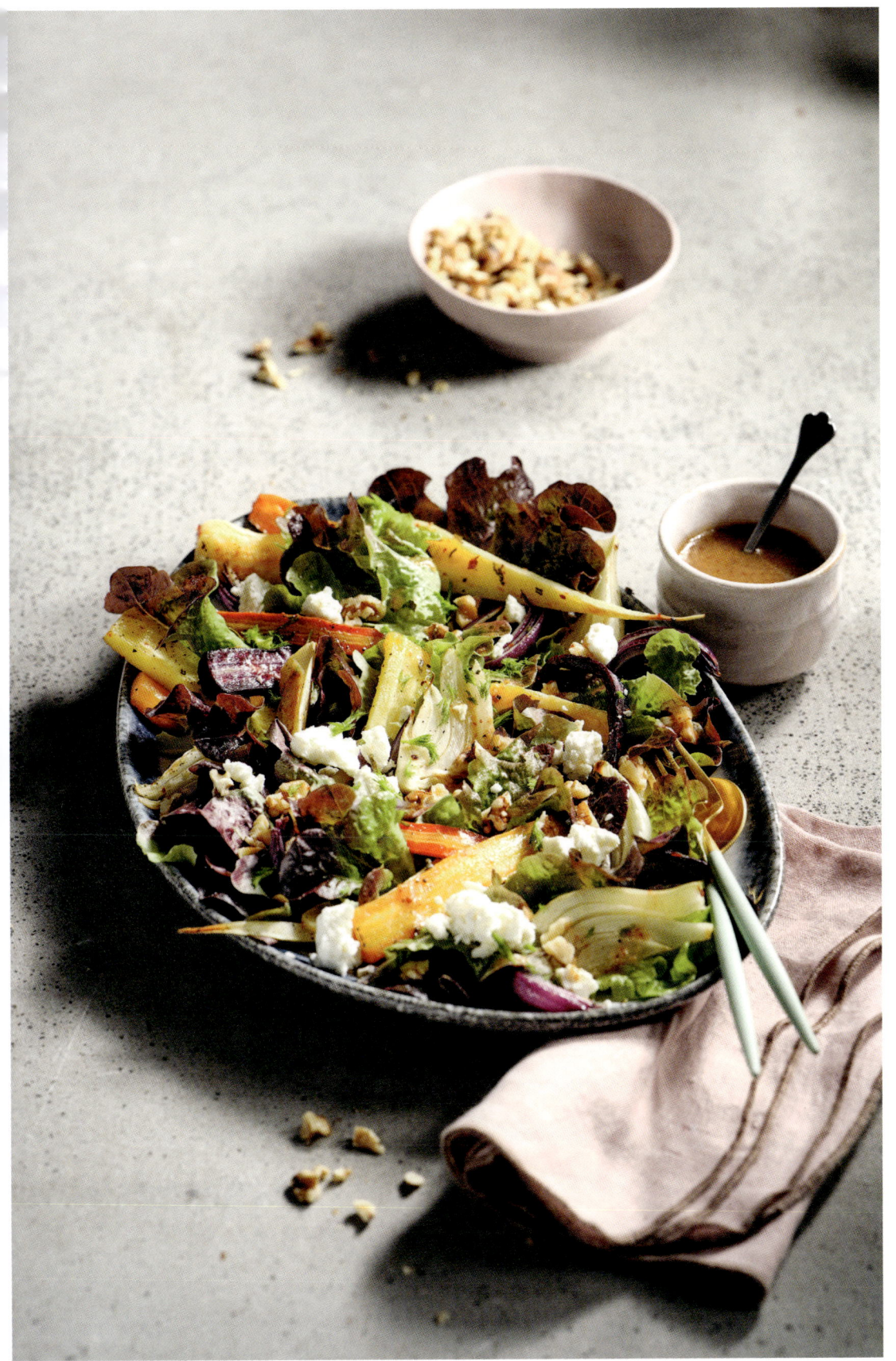

Orientalischer Hirsesalat
mit gebratenem Chicorée

1 Knoblauchzehe

2 cm Ingwer

1 Stange Lauch

2 Karotten

200 g Hirse

4 EL Olivenöl

1 TL gemahlene Kurkuma

1 TL Ras-el-hanut

Salz

Pfeffer

1 Granatapfel

2 EL Pistazienkerne

½ Bund Koriander
  (alternativ Petersilie)

2 Chicorée

Für 4 Personen

Knoblauch und Ingwer schälen und fein hacken. Den Lauch waschen, putzen und in feine Ringe schneiden. Die Karotten putzen und in kleine Würfel schneiden. Die Hirse in einem Sieb unter fließend heißem Wasser abspülen.

In einem Topf 2 EL des Öls erhitzen und Knoblauch und Ingwer darin anschwitzen. Lauch und Karotten zugeben und kurz anbraten. Mit Kurkuma und Ras-el-hanut würzen. Die Hirse und 500 ml Wasser zufügen, alles aufkochen und zugedeckt bei kleiner Hitze 15–18 Minuten köcheln lassen. Mit Salz und Pfeffer abschmecken.

Währenddessen den Granatapfel vierteln und die Kerne herauslösen. Die Pistazien grob hacken. Den Koriander waschen, trocken schütteln und fein hacken. Den Chicorée waschen, halbieren und den Strunk keilförmig herausschneiden.

Das restliche Öl in einer beschichteten Pfanne erhitzen und den Chicorée rundherum 5–6 Minuten anbraten. Mit Salz und Pfeffer würzen.

Die Granatapfelkerne und Koriander unter die Hirse mischen und auf Teller verteilen. Je eine Hälfte Chicorée darauf geben und mit Pistazien bestreut servieren.

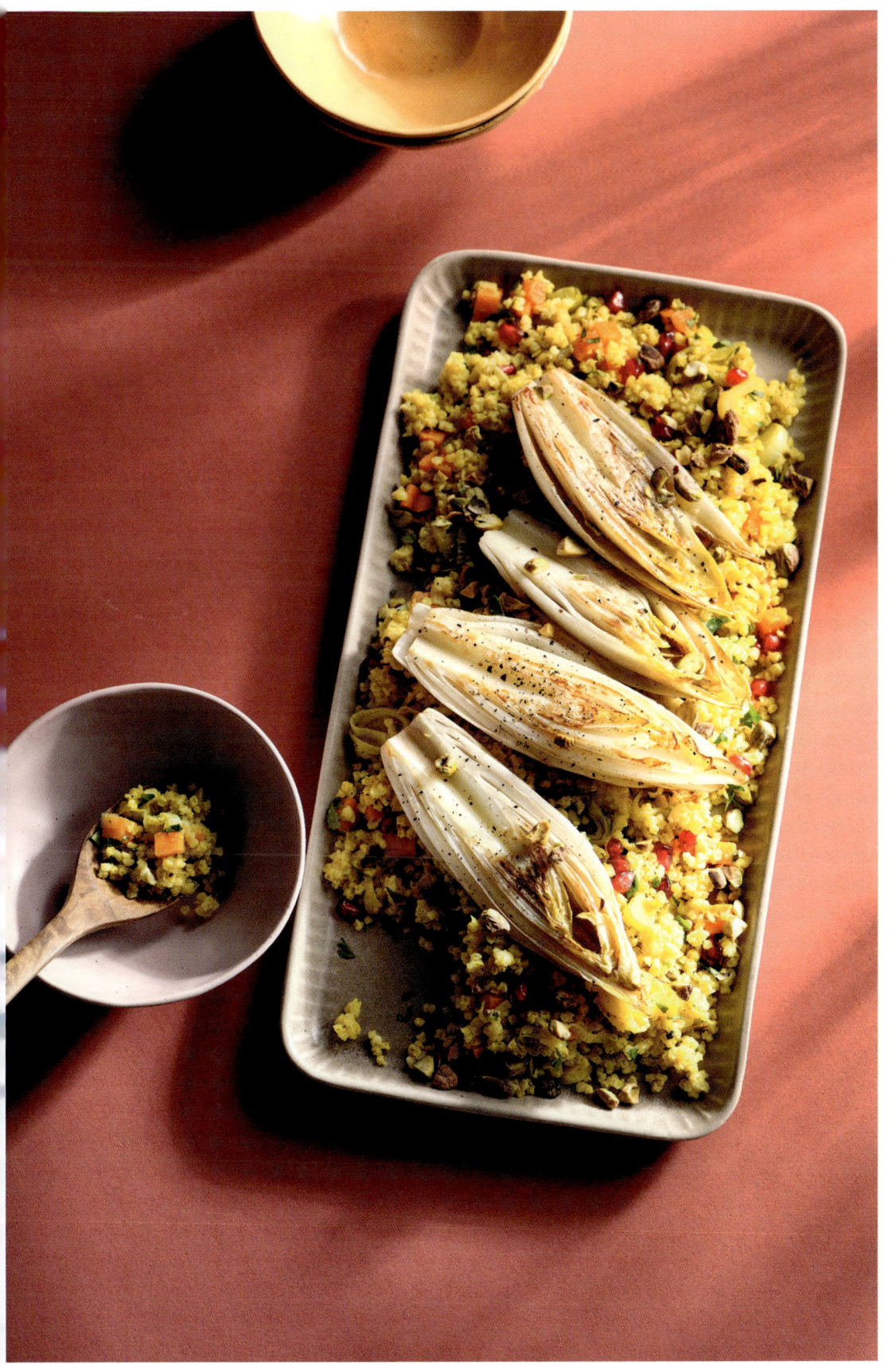

Blattsalat
mit geräuchertem Saibling

50 ml Grüntee
1 Kopf Eichblattsalat
1 kleiner Bund Rucola
4 Stangensellerie
1 Bio-Zitrone
1 säuerlicher Apfel
1 Bund Schnittlauch
5 EL Traubenkernöl
Salz
Pfeffer
4 geräucherte Saiblingsfilets
(ohne Haut, je ca. 100 g)

Für 4 Personen
Für das Dressing den grünen Tee nach Packungsanleitung zubereiten und auskühlen lassen.

Eichblattsalat und Rucola waschen, putzen und trocken schütteln. Die Salate in mundgerechte Stücke zupfen. Den Stangensellerie waschen, putzen und in feine Scheiben schneiden. Die Zitrone heiß abspülen, die Schale fein abreiben und den Saft auspressen. Den Apfel waschen, vierteln, entkernen und in dünne Spalten schneiden. Sofort mit etwas Zitronensaft beträufeln. Den Schnittlauch waschen, trocken schütteln und in Röllchen schneiden.

Für das Dressing 50 ml Grüntee mit dem Traubenkernöl, 1 TL Zitronenschale, dem restlichen Zitronensaft, Salz und Pfeffer verquirlen. Den Schnittlauch unterrühren.

Die Salate mit Stangensellerie, Apfel und Dressing vorsichtig vermischen und auf Teller verteilen. Die Fischfilets vorsichtig in Stücke zupfen und auf dem Salat verteilen. Sofort servieren.

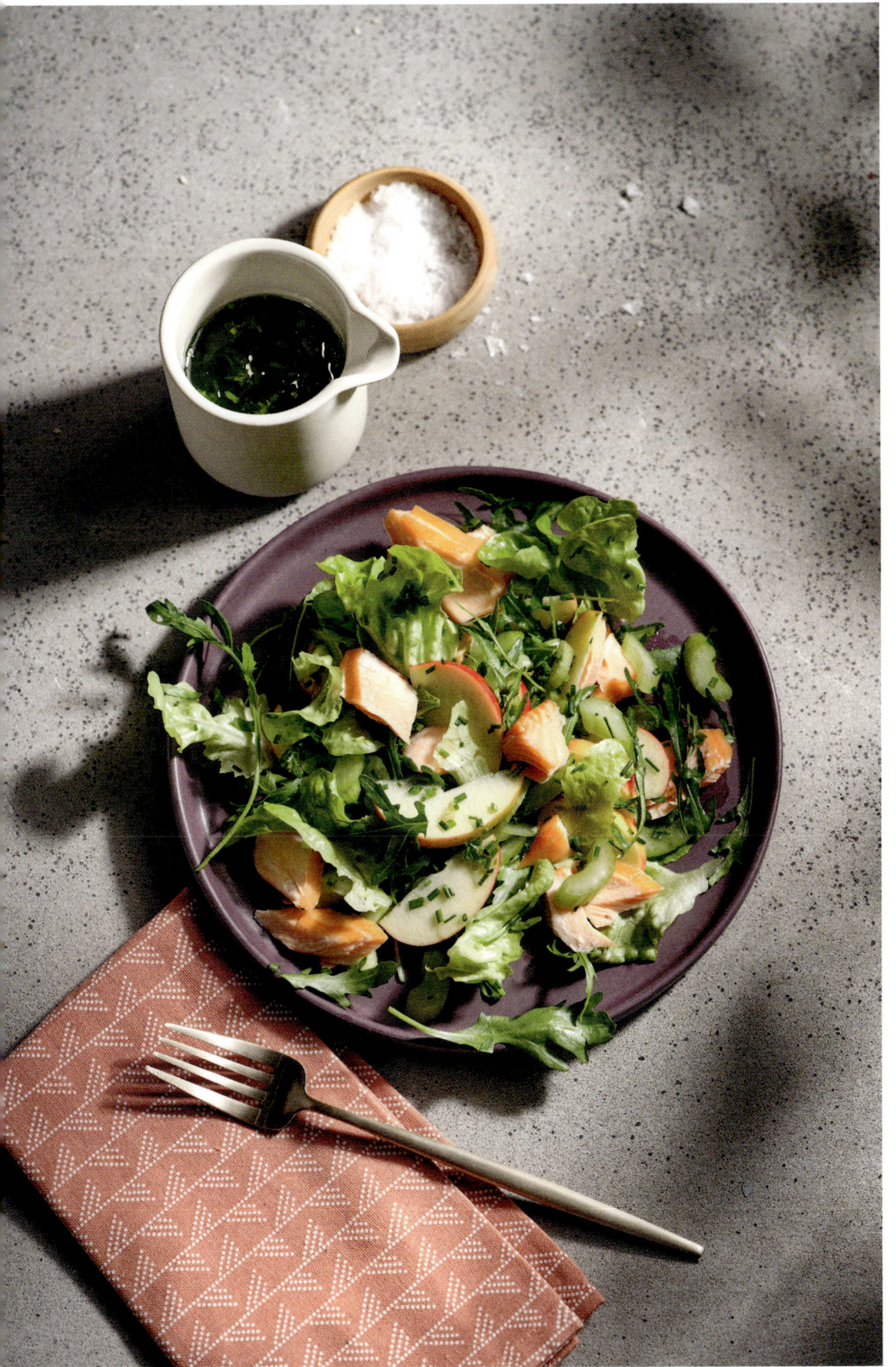

~~~~~~

Sauerkrautsalat
mit Trauben und Ziegenkäse

500 g rohes Sauerkraut
2 Karotten
1 kleiner säuerlicher Apfel
1 TL Zitronensaft
150 g blaue Trauben
4 EL Traubenkernöl
2 EL Weißweinessig
Salz
Pfeffer
50 g gemahlene Haselnüsse
200 g Ziegenfrischkäserolle
4 Stiele Koriandergrün
   (alternativ Petersilie)

Für 4 Personen

Das Sauerkraut in ein Sieb geben, leicht ausdrücken und abtropfen lassen. Mehrmals durchschneiden. Die Karotten putzen und raspeln. Den Apfel waschen, halbieren und entkernen. Ebenfalls raspeln und mit Zitronensaft beträufeln. Die Trauben waschen, halbieren und ggf. entkernen. Alles vorsichtig in einer Schüssel vermischen und mit Öl, Essig, Salz und Pfeffer würzen.

Die Haselnüsse auf einen Teller geben. Den Ziegenkäse in Scheiben schneiden und in den Haselnüssen wenden, sodass die Scheiben rundherum mit Haselnuss überzogen sind.. Den Koriander waschen, trocken schütteln, die Blätter von den Stielen zupfen und grob hacken.

Den Sauerkrautsalat auf Teller verteilen. Mit dem Ziegenkäsetalern belegen und mit Koriander bestreut servieren.

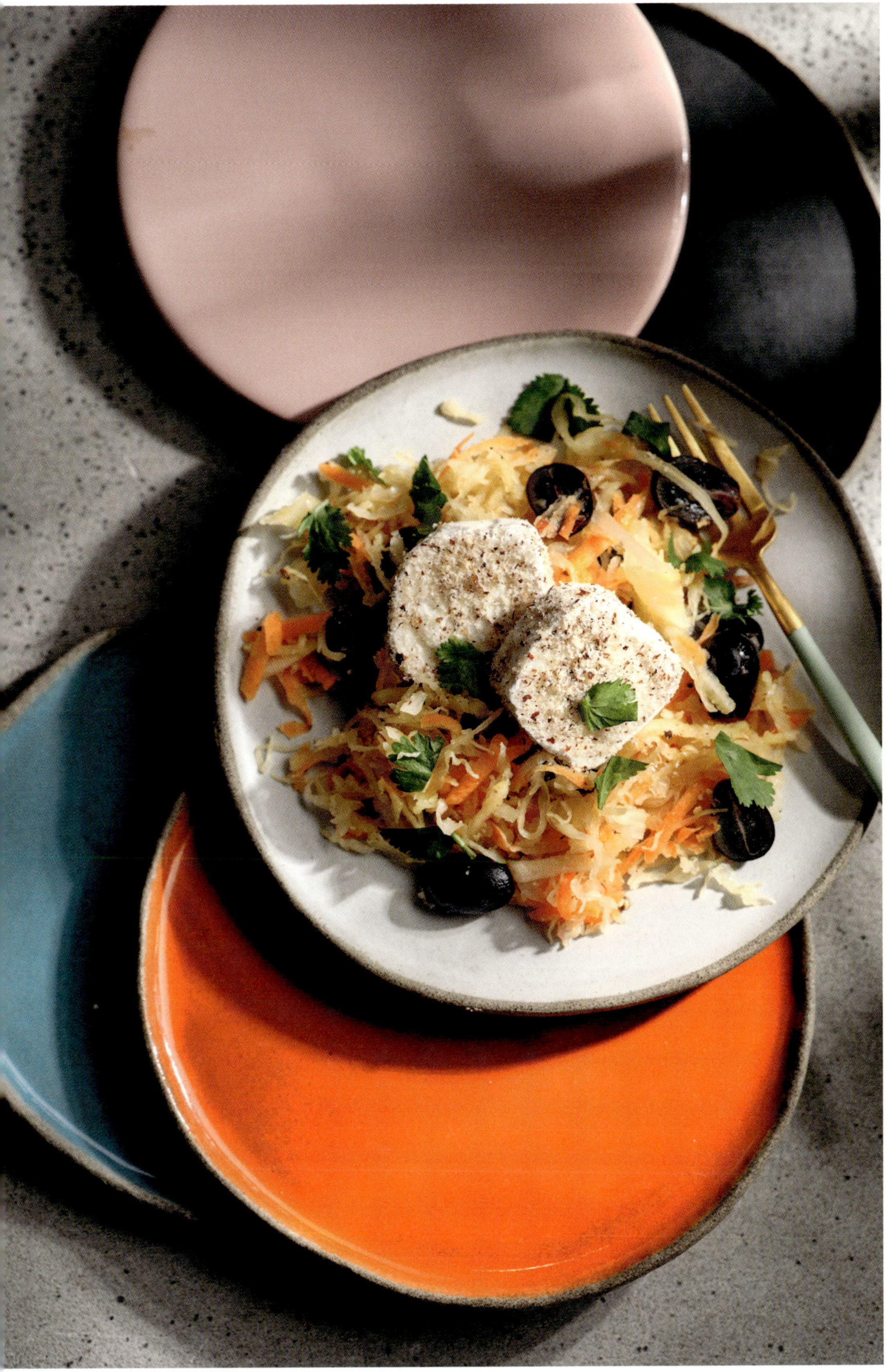

Taboulé
mit Linsen und Ofengemüse

250 g Hokkaido-Kürbis
1 mittelgroße rote Bete
1 rote Zwiebel
2 Knoblauchzehen
5 EL Olivenöl
1 TL edelsüßes Paprikapulver
Salz
Pfeffer
100 g Berglinsen
50 g Kürbiskerne
200 g Vollkorn-Couscous
½ kleiner Bund Petersilie
2 Stiele Minze
Saft von ½ Zitrone

Für 4 Personen

Den Backofen auf 180 °C (Umluft) vorheizen. Ein Backblech mit Backpapier auslegen. Den Kürbis waschen, entkernen und würfeln. Die rote Bete schälen und ebenfalls würfeln (ggf. Einmalhandschuhe tragen, da sie abfärbt!). Zwiebel und Knoblauch schälen. Die Zwiebel in Ringe und den Knoblauch in Scheiben schneiden. Kürbis, rote Bete, Zwiebel und Knoblauch mit 2 EL Öl und dem Paprikapulver mischen. Mit Salz und Pfeffer würzen. Auf dem Backblech verteilen und im Ofen auf der mittleren Schiene ca. 25 Minuten rösten.

Währenddessen die Linsen in 300 ml leicht gesalzenem Wasser aufkochen und bei kleiner Hitze ca. 30 Minuten köcheln lassen. Abgießen und abtropfen lassen. Die Kürbiskerne in einer Pfanne ohne Fett rösten. Den Couscous mit 200 ml kochendem Wasser übergießen und 5 Minuten zugedeckt ausquellen lassen (bzw. nach Packungsangabe zubereiten). Die Petersilie und Minze waschen, trocken schütteln und mit den Stielen fein hacken.

Den Couscous mit einer Gabel auflockern und Linsen, Petersilie und Minze untermischen. Mit dem restlichen Öl, Zitronensaft, Salz und Pfeffer würzen. Das Ofengemüse und die Kürbiskerne vorsichtig unterheben.

Auf Teller verteilen und sofort servieren.

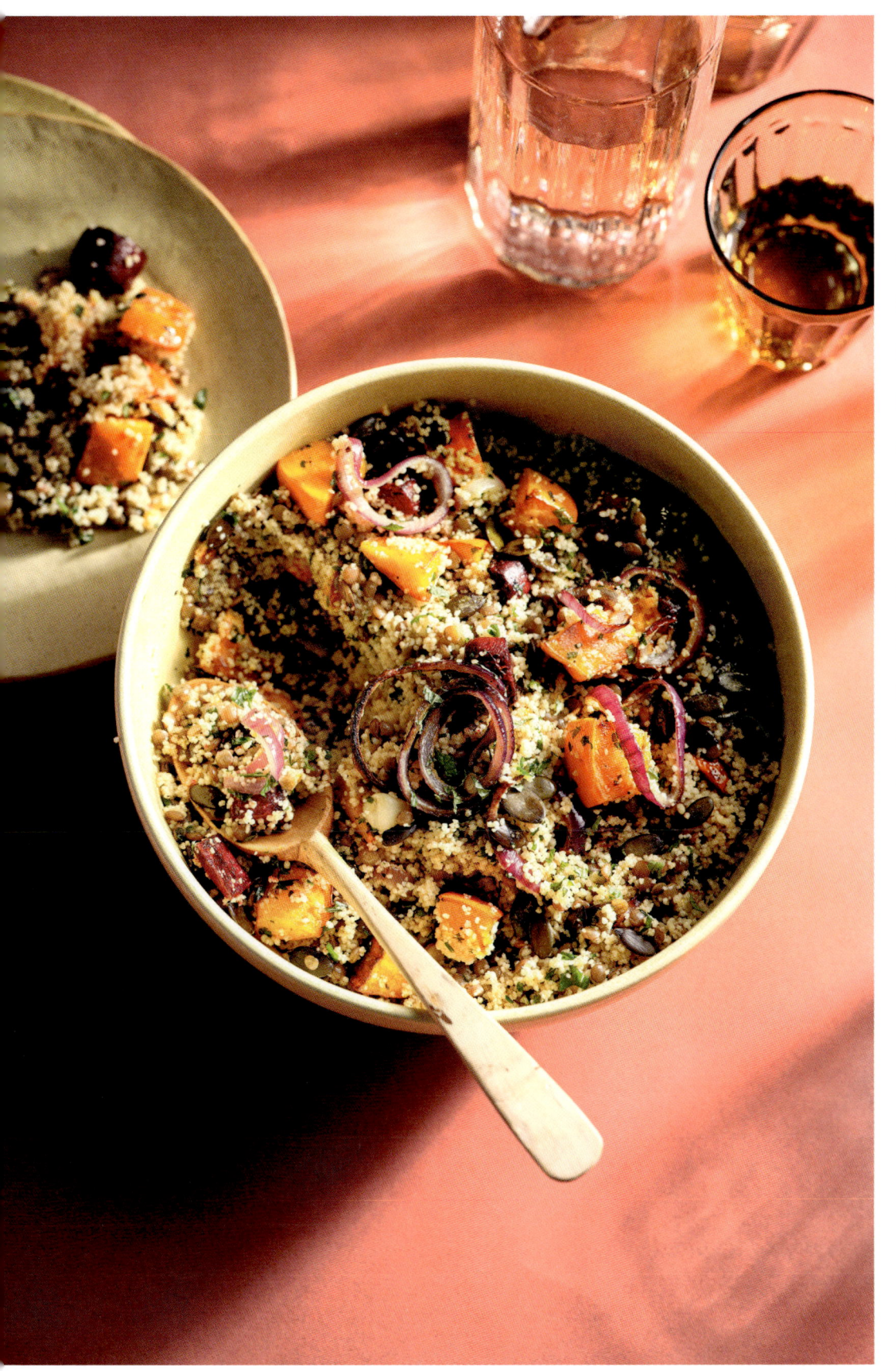

Brokkoli-Nuggets
mit Artischocken-Feta-Creme

FÜR DIE NUGGETS:

300 g Brokkoliröschen
Salz
100 g Emmentaler
1 Ei (Größe M)
100 g Vollkorn-Semmelbrösel
Pfeffer
frisch geriebene Muskatnuss
½ TL edelsüßes Paprikapulver

FÜR DIE ARTISCHOCKEN-FETA-CREME:

50 g Schafskäse
100 g Artischockenherzen,
   in Salzlake eingelegt
2 Stiele Petersilie
250 g Naturjoghurt
1 TL Leinöl
1 EL Apfelessig
Salz
Pfeffer

AUSSERDEM:

zerzupfte Petersilienblätter
zum Anrichten

Für 2 Personen

Die Brokkoliröschen waschen und putzen. Ausreichend Salzwasser in einem Topf aufkochen. Den Brokkoli zugeben und 2 Minuten blanchieren, in ein Sieb abgießen und kalt abbrausen. Anschließend abtropfen lassen. Mit einem Messer nicht zu fein hacken.

Den Backofen auf 200 °C (Ober-/Unterhitze) vorheizen. Ein Backblech mit Backpapier belegen. Den Käse fein reiben. Das Ei in einer Schüssel verquirlen. Den gehackten Brokkoli, Semmelbrösel und Käse zugeben und alles verrühren. Mit Salz, Pfeffer, Muskatnuss und Paprikapulver würzen.

Die Brokkolimasse in 10 Portionen teilen. Diese erst zu Kugeln, dann zu länglichen Nuggets formen. Auf dem Blech verteilen und im Backofen auf der mittleren Schiene 40–45 Minuten backen, dabei zwischendurch wenden.

Inzwischen für den Dip den Schafskäse mit einer Gabel zerdrücken. Die Artischocken abtropfen lassen und klein würfeln. Die Petersilie waschen, trocken schütteln, die Blätter von den Stielen zupfen und fein hacken. Den Joghurt mit Leinöl, Apfelessig und Artischocken in ein hohes Gefäß geben und pürieren. Den Schafskäse und die Petersilie unterrühren und mit Salz und Pfeffer würzen.

Die Brokkoli-Nuggets mit Petersilienblättern bestreuen und mit der Artischocken-Feta-Creme servieren.

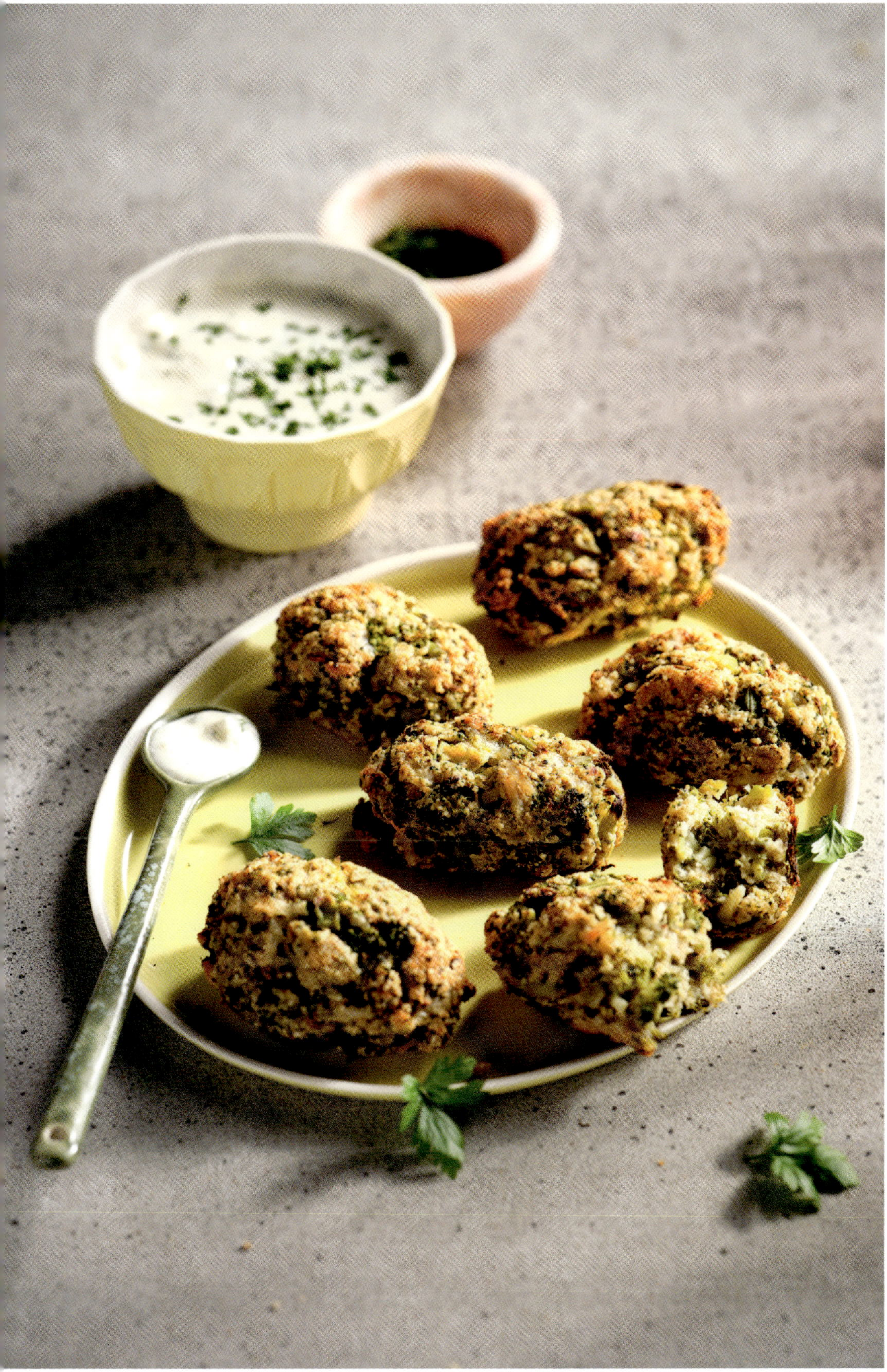

Zubereitungszeit: 35 Minuten
Backzeit: 25 Minuten

Geröstete Blumenkohlsteaks
mit Erbsen-Minz-Dip

1 Blumenkohl (ca. 1 kg)
6 EL Olivenöl
1 TL gemahlene Kurkuma
1 TL Currypulver
½ TL gemahlener
   Kreuzkümmel
Salz
Pfeffer

FÜR DEN DIP:
1 kleine Zwiebel
1 EL Olivenöl
350 g TK-Erbsen
2 Stiele Minze
200 g Naturjoghurt
1 TL Zitronensaft
½ TL gemahlener
   Kreuzkümmel
Salz
Pfeffer

Für 4 Personen

Den Backofen auf 200 °C (Ober-/Unterhitze) vorheizen.
Ein Backblech mit Backpapier auslegen. Den Blumenkohl
von den Blättern befreien, waschen und trocken tupfen.
Mit einem scharfen Messer das Stielende so abschneiden,
dass der Kopf intakt bleibt. Den Blumenkohl vertikal in vier
dicke Scheiben à 2 cm schneiden. Die restlichen Röschen
beiseitelegen.

Das Olivenöl und die Gewürze verrühren. Die Scheiben und
die restlichen Röschen mit Salz und Pfeffer würzen und
mit der Marinade einpinseln. Alles auf dem Backpapier
verteilen und auf der mittleren Schiene im Backofen
20–25 Minuten backen, dabei nach der Hälfte der Zeit
vorsichtig wenden.

Für den Dip die Zwiebel schälen und fein hacken. Das Öl
in einem Topf erhitzen und die Zwiebel andünsten. Die
gefrorenen Erbsen dazugeben und kurz mitdünsten. 50 ml
Wasser zufügen und zugedeckt ca. 6 Minuten erhitzen, bis
die Erbsen aufgetaut sind. Anschließend abkühlen lassen.
Die Minze waschen, trocken schütteln, die Blätter von den
Stielen zupfen und grob hacken. Die abgekühlten Erbsen
mit der Minze und dem Joghurt pürieren. Mit Zitronensaft,
Kreuzkümmel, Salz und Pfeffer abschmecken.

Die gerösteten Blumenkohlsteaks und die Röschen mit
dem Erbsen-Minze-Dip servieren.

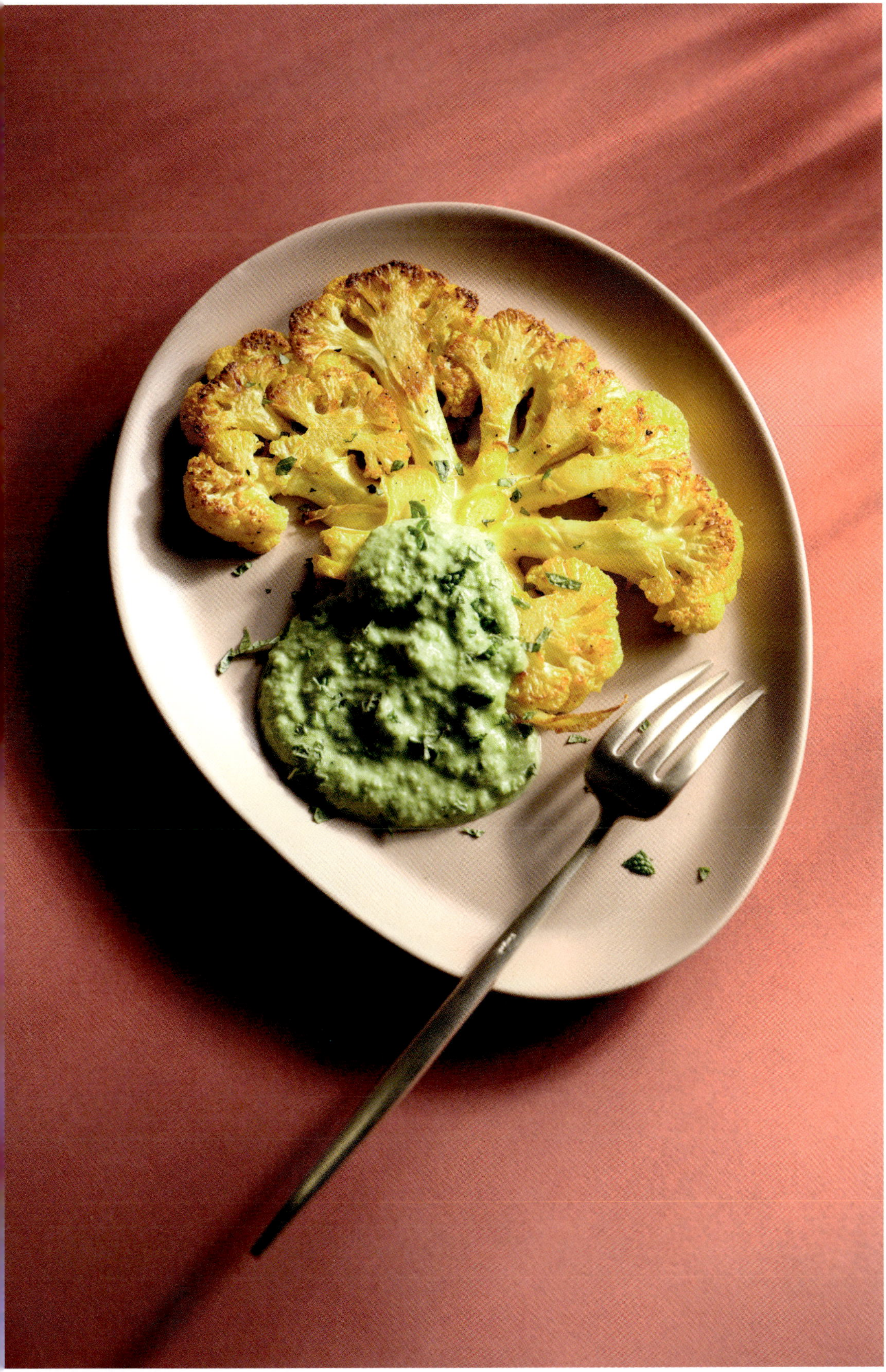

Hühnersuppe
mit Gemüseeinlage

1 Bio-Suppenhuhn
(küchenfertig, ca. 1 kg)
Salz
1 Knoblauchzehe
4–5 cm Ingwer
1 Zwiebel
1 Stange Lauch
4 Karotten
1 Fenchelknolle
1 Sellerieknolle
½ Bund Petersilie
1 TL schwarze Pfefferkörner
2 Wacholderbeeren
2 Lorbeerblätter
Pfeffer

Für 4 Personen

Das Suppenhuhn innen und außen gründlich waschen und in einem großen Topf mit 3–4 l Salzwasser aufkochen. Danach die Temperatur reduzieren und den sich bildenden Schaum immer wieder abschöpfen.

Knoblauch, Ingwer und Zwiebel schälen und grob zerkleinern. Den Lauch putzen, waschen und in Ringe schneiden. Karotten und Fenchel putzen, Sellerie putzen und schälen. Die Hälfte der Karotten, Sellerie und Fenchel in grobe Stücke schneiden, die andere Hälfte klein würfeln und beiseitelegen. Das grob geschnittene Gemüse sowie Zwiebel, Knoblauch und Ingwer zum Huhn geben. Die Petersilie waschen, trocken schütteln, einige Blättchen abzupfen und beiseitelegen, den Rest samt Stielen und mit den Gewürzen ebenfalls zum Huhn geben. Alles bei kleiner Hitze zugedeckt ca. 2 Stunden köcheln lassen.

Das Huhn aus der Brühe heben und die Suppe durch ein feinmaschiges Sieb in einen neuen Topf abseihen. Das klein gewürfelte Gemüse zufügen und die Suppe nochmals 20 Minuten köcheln lassen. Das abgeseihte Gemüse wird nicht weiter verwendet.

Das Fleisch von den Knochen lösen und in mundgerechte Stücke zerzupfen. In die Suppe geben und nochmals mit Salz und Pfeffer abschmecken. Die beiseitegelegten Petersilienblättchen fein hacken und zum Servieren über die Suppe streuen.

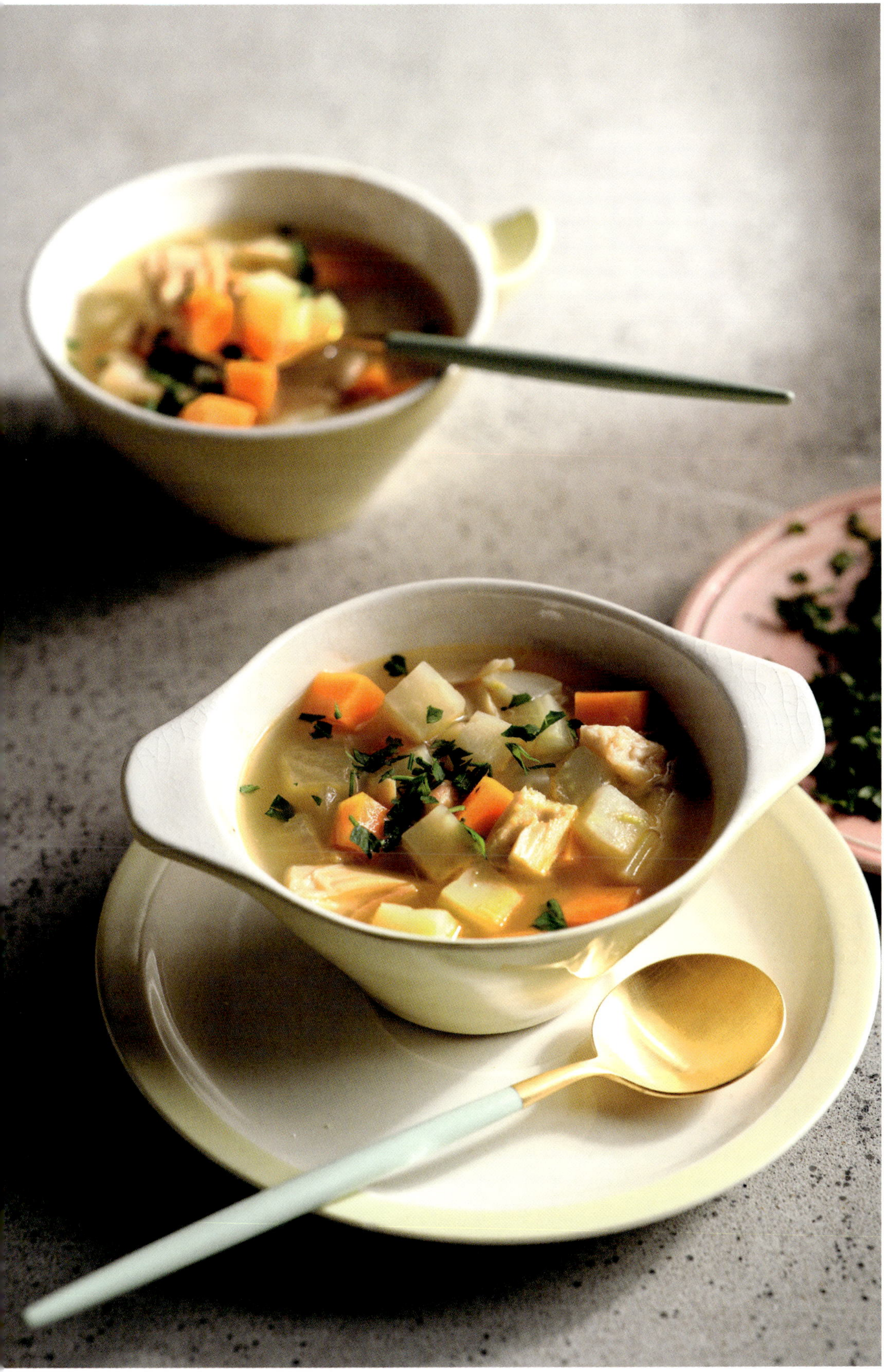

Kürbis-Pastinaken-Suppe
mit Kernöl

1 Zwiebel
1 Knoblauchzehe
2 cm Ingwer
800 g Hokkaido-Kürbis
2 große Pastinaken
40 g Kürbiskerne
2 EL Olivenöl
1,2 l Gemüsebrühe
Salz
Pfeffer
4 TL Kürbiskernöl

Für 4 Personen

Die Zwiebel, Knoblauch und Ingwer schälen und fein hacken. Den Kürbis waschen und entkernen, die Pastinaken schälen und alles grob zerkleinern.

Die Kürbiskerne in einer Pfanne ohne Fett rösten und beiseitestellen. Das Öl in einem großen Topf erhitzen und Zwiebel, Knoblauch und Ingwer anschwitzen. Den Kürbis und Pastinaken zufügen und kurz anbraten. Mit Gemüsebrühe aufgießen. Aufkochen und 20 Minuten zugedeckt bei kleiner Hitze köcheln lassen. Die Suppe fein pürieren und mit Salz und Pfeffer abschmecken.

Die Suppe auf Teller verteilen, mit Kürbiskernöl beträufeln und mit Kürbiskernen bestreuen. Sofort servieren.

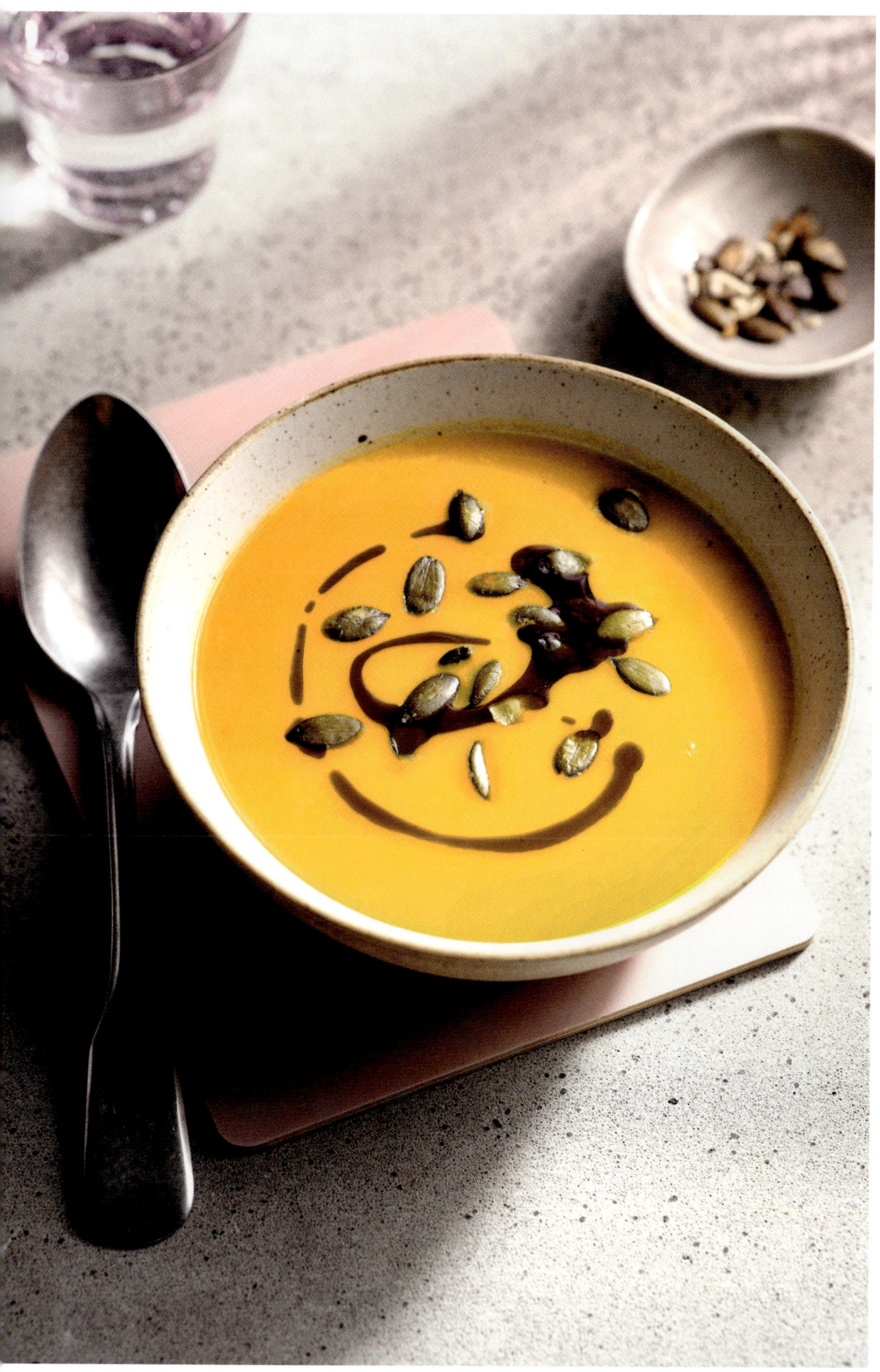

Zubereitungszeit: 35 Minuten
Kühlzeit: 12 Stunden
Fermentierzeit: 4–5 Tage

Kimchi
(fermentierter Chinakohl)

50 g Salz

1 l warmes Wasser

½ Chinakohl (ca. 400 g)

2 Karotten

100 g Rettich

2 Frühlingszwiebeln

2 Knoblauchzehen

3 cm frischer Ingwer

1 EL Paprikapulver

1 EL Gochugaru
(koreanisches Chilipulver,
alternativ Chilipulver)

AUSSERDEM:

1–2 Einmachgläser à 500 ml

Für ca. 4 Personen

Das Salz in dem warmen Wasser auflösen und abkühlen lassen. Den Chinakohl längs halbieren und den Strunk entfernen. Die Blätter in breite Streifen schneiden. Den Chinakohl in die Salzlösung geben und mit einem Teller beschweren, sodass der Kohl mit Salzwasser bedeckt ist. Für 12 Stunden kühl stellen.

Die Karotten putzen, den Rettich schälen, beides in feine Stifte schneiden. Die Frühlingszwiebeln waschen, putzen und in feine Ringe schneiden. Den Knoblauch und Ingwer schälen, Knoblauch durch die Presse drücken und Ingwer fein reiben. Alles mit den Gewürzen vermischen.

Den Chinakohl abgießen, das Salzwasser dabei auffangen. Anschließend den Chinakohl gründlich mit der Gemüse-Gewürz-Mischung vermengen. In ein sauberes Glasgefäß mit Deckel füllen. Die Mischung fest nach unten drücken, damit sich keine Luftblasen bilden. Mit dem aufgefangenen Salzwasser bis 4 cm unter den Rand des Gefäßes aufgießen. Mit einem Gewicht (z.B. kleines Gefäß mit Wasser gefüllt) beschweren, damit das Gemüse immer mit Flüssigkeit bedeckt ist.

Den Deckel so locker auf die Öffnung legen, dass die Gärgase entweichen können. Täglich kontrollieren, ob das Gemüse noch mit Flüssigkeit bedeckt ist, ggf. Salzwasser angießen.

Den Chinakohl bei Zimmertemperatur 4–5 Tage fermentieren lassen. Die Gärung beginnt, wenn erste kleine Luftblasen sichtbar sind. Wenn der gewünschte Geschmack erreicht ist, das Kimchi servieren oder fest verschlossen kühl und dunkel lagern.

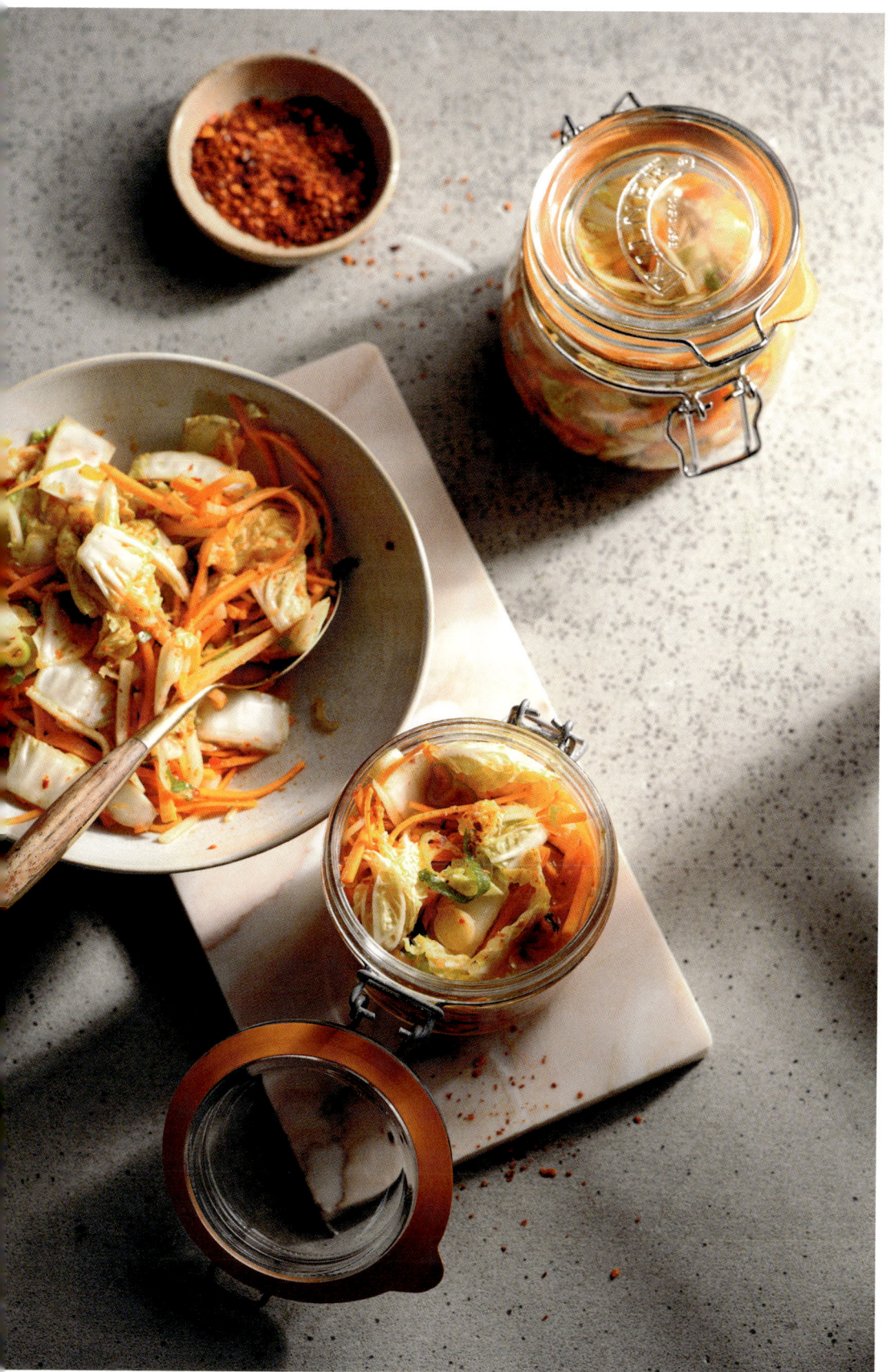

~~~~~~~~~~

Brokkoli-Rindfleisch-Pfanne
mit Wildreis

200 g Wildreis
Salz
400 g Brokkoli
2 cm Ingwer
2 EL helle Misopaste
1 EL Sesamöl
3 EL Teriyakisauce
2 EL Tahini (Sesammus)
1 TL Sambal Oelek
  (alternativ Chiliflocken)
200 g Rindfleisch
  (z. B. Lende zum Kurzbraten)
1 EL Rapsöl
Pfeffer
2 EL gehackter
  frischer Koriander
  (alternativ Petersilie)

Für 2 Personen

Den Wildreis nach Packungsanleitung in ca. 400 ml leicht gesalzenem Wasser 35–40 Minuten garen.

Den Brokkoli putzen, waschen und in Röschen teilen. In einem großen Topf Salzwasser zum Kochen bringen und die Röschen 3–4 Minuten bissfest kochen. Abgießen, abschrecken und abtropfen lassen.

Den Ingwer schälen und fein hacken. Ingwer, Misopaste, Sesamöl, Teriyakisauce, Tahini und Sambal Oelek in eine Schüssel geben und verquirlen.

Das Rindfleisch trocken tupfen und in dünne Streifen schneiden. In einer beschichteten Pfanne oder einem Wok das Rapsöl erhitzen und das Fleisch darin rundherum kurz anbraten. Die Brokkoliröschen und die Sauce zugeben und alles gut vermengen. Kurz schwenken und vorsichtig mit Salz und Pfeffer abschmecken.

Den Reis auf Teller verteilen und das Rindfleisch-Gemüse darüber geben. Mit Koriander bestreuen und servieren.

TIPP
Die Hälfte des Wildreises durch Vollkornreis ersetzen und gemeinsam garen, die Garzeit bleibt gleich.

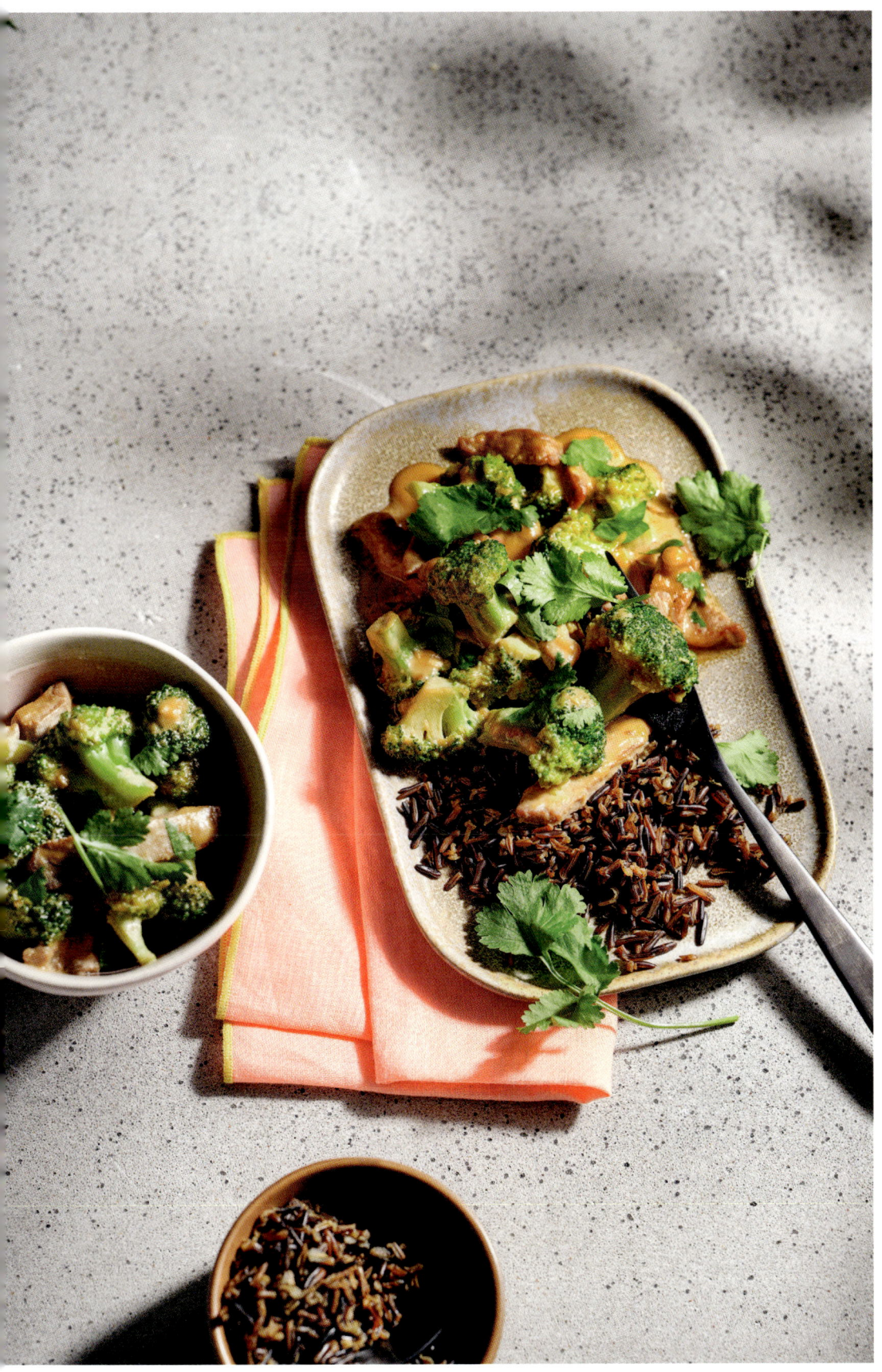

Zubereitungszeit: 20 Minuten
Kühlzeit: 30 Minuten
Backzeit: 35 Minuten

~~~~~~~

Herzhafte
Tomaten-Galette

FÜR DEN MÜRBTEIG:

250 g Weizenvollkornmehl
1 TL Salz
125 g kalte Butter
1 Ei (Gr. M)

FÜR DIE FÜLLUNG:

450 g Tomaten
1 rote Zwiebel
1 Knoblauchzehe
4 Stiele Basilikum
3 EL Olivenöl
Salz
Pfeffer
3 EL Crème fraîche

AUSSERDEM:

1 Tarteform
    (Durchmesser 28 cm)
Fett für die Form
Mehl zum Arbeiten

Für 1 Tarte (12 Stück)

Für den Teig Mehl und Salz mischen. Die Butter in Stücke schneiden und mit dem Ei zum Mehl geben. Alles zu einem glatten Teig verkneten, bei Bedarf 2–3 EL kaltes Wasser zugeben. Zu einer Kugel formen und 30 Minuten kühl stellen.

Die Tomaten waschen und in Scheiben schneiden. Zwiebel und Knoblauch schälen, die Zwiebel in dünne Ringe und den Knoblauch in dünne Scheiben schneiden. Das Basilikum waschen, trocken schütteln, Blätter abzupfen und in Streifen schneiden. In einer Schüssel Tomaten, Zwiebel, Knoblauch und die Hälfte des Basilikums vorsichtig mischen und mit Olivenöl, Salz und Pfeffer würzen.

Den Backofen auf 200 °C vorheizen. Die Tarteform ausfetten.

Den Teig auf bemehlter Arbeitsfläche rund ausrollen (ca. 30 cm Durchmesser) und in die Form geben, dabei einen kleinen Rand hochziehen. Den Boden mit Crème fraîche bestreichen. Die Tomatenfüllung darauf schichten. Auf der unteren Schiene im Backofen 30–35 Minuten backen.

Zum Servieren mit dem restlichen Basilikum bestreuen.

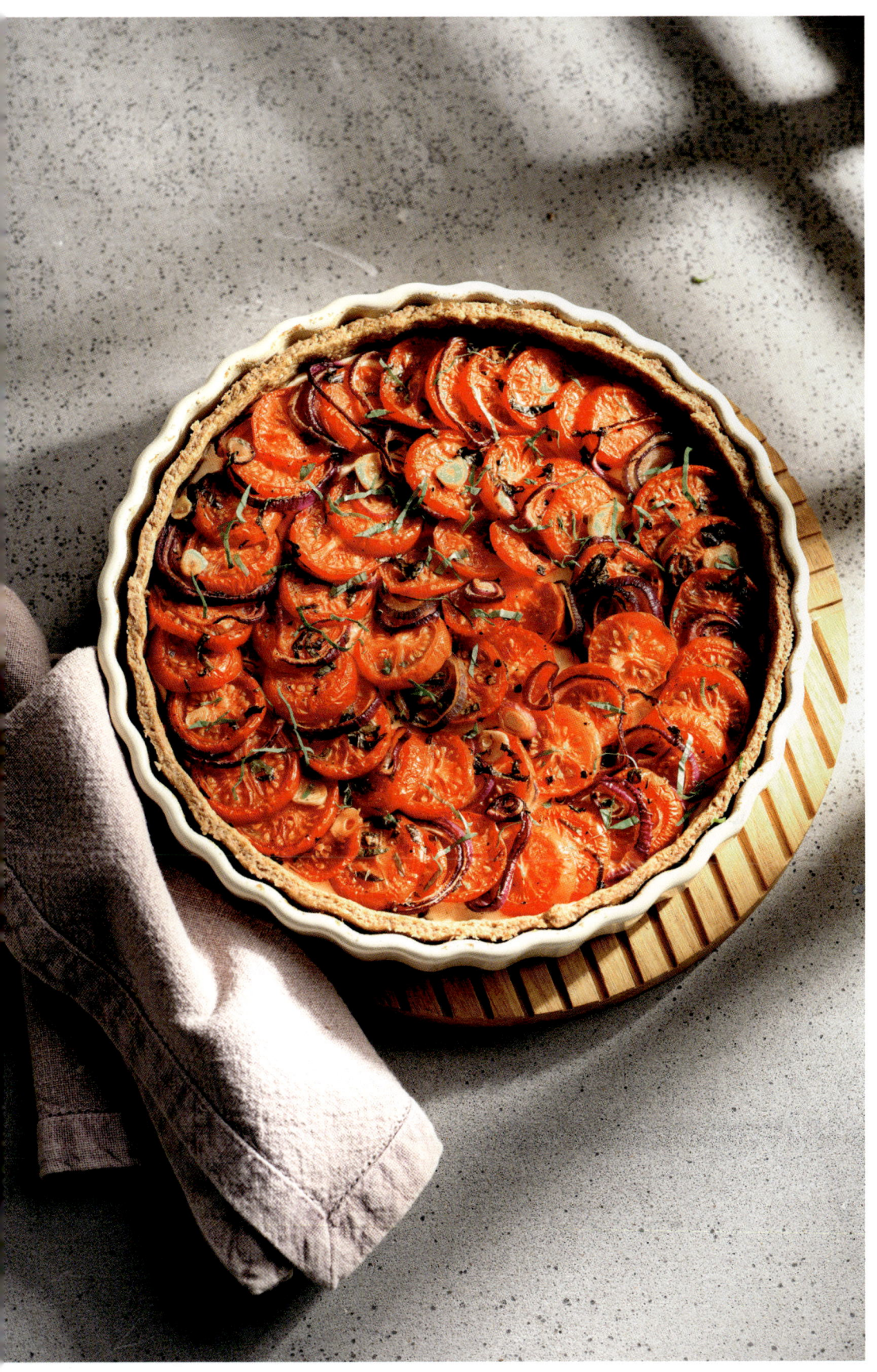

Asia-Bowl
mit Buchweizennudeln und Miso-Lachs

FÜR DEN LACHS:

1 Knoblauchzehe

3 cm Ingwer

2 EL helle Misopaste

3 EL Sojasauce

Pfeffer

4 Lachsfilets
   (ohne Haut, je ca. 100 g)

FETIGSTELLEN:

200 g Buchweizennudeln
   (aus dem Asia-Laden oder
   Bio-Supermarkt)

400 g grüner Spargel

4 Frühlingszwiebeln

180 g Sojabohnenkeimlinge
   (aus dem Glas)

1 Limette

4 EL Sojasauce

1 TL Agavendicksaft

3 EL Sesamöl

Pfeffer

2 EL Sesamsamen

Für 4 Personen

Für den Lachs Knoblauch und Ingwer schälen und fein hacken. Mit der Misopaste und Sojasauce mischen und mit Pfeffer abschmecken. Den Lachs waschen, trocken tupfen und in der Marinade zugedeckt ziehen lassen.

Die Buchweizennudeln nach Packungsanleitung bissfest garen. Abgießen und die Nudeln abtropfen lassen.

Den Spargel waschen und im unteren Teil schälen. Die Stangen dritteln. Die Frühlingszwiebeln waschen, putzen und in feine Ringe schneiden. Die Sojabohnenkeimlinge abgießen, abspülen und abtropfen lassen. Die Limette auspressen. In einer Schüssel Limettensaft, Sojasauce, Agavendicksaft, 1 EL Sesamöl und Pfeffer verquirlen. In einer beschichteten Pfanne oder einem Wok 1 EL Sesam-öl erhitzen und den Spargel anbraten. Die Limetten-Sojasaucen-Mischung dazugießen und bei kleiner Hitze rundherum 6–8 Minuten anbraten, bis der Spargel gar ist und noch Biss hat. Die Frühlingszwiebeln, Sojabohnen-keimlinge und Buchweizennudeln zufügen und alles kurz schwenken. Die Pfanne vom Herd nehmen und zugedeckt ziehen lassen, bis der Lachs fertig gebraten ist.

Währenddessen in einer weiteren beschichteten Pfanne 1 EL Sesamöl erhitzen. Den Lachs aus der Marinade neh-men und bei mittlerer Hitze ca. 4 Minuten braten, wenden und von der anderen Seite weitere 4 Minuten braten.

Die Gemüse-Nudel-Pfanne mit dem Miso-Lachs auf Schalen verteilen und mit Sesamsamen bestreut servieren.

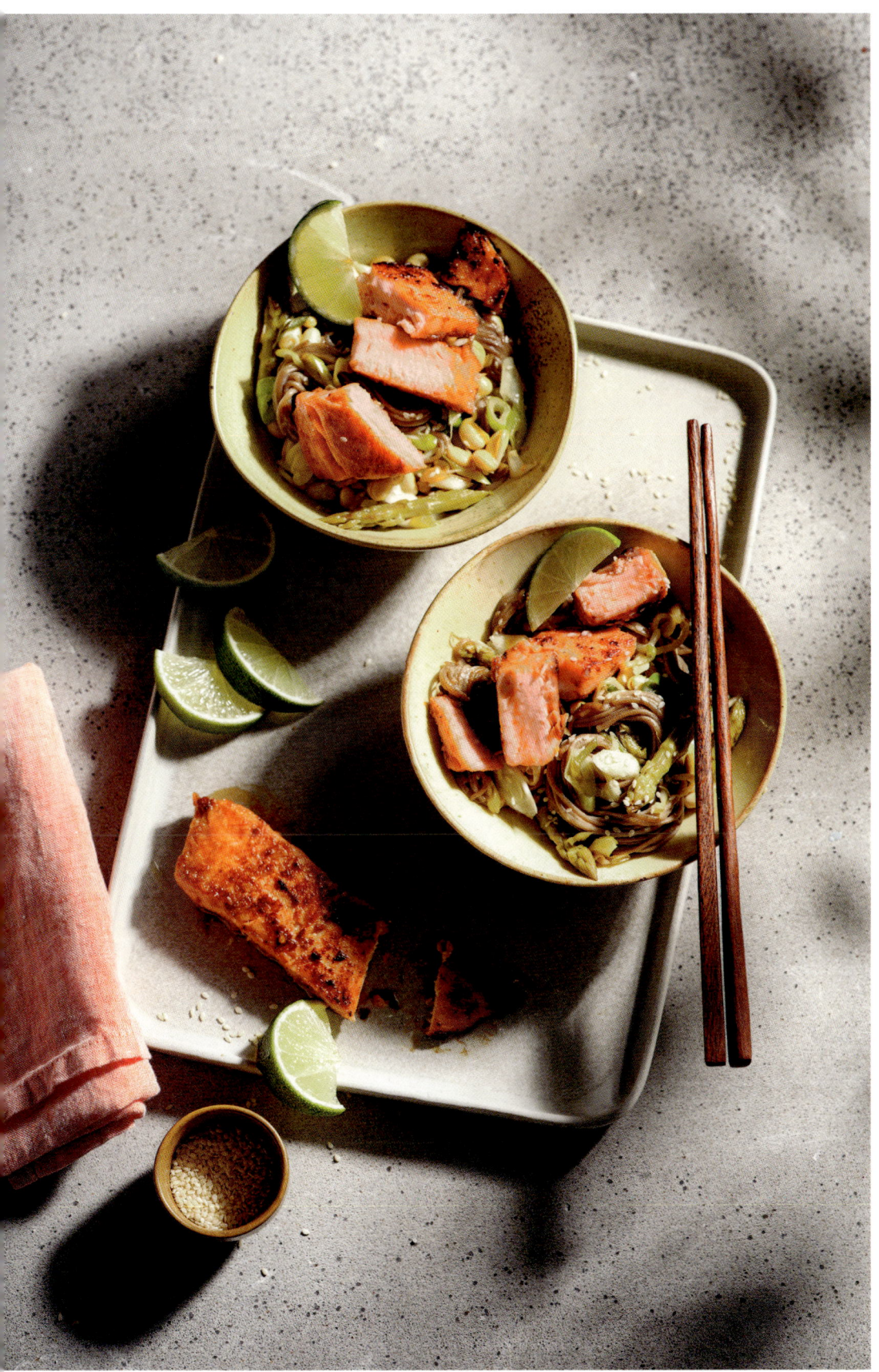

~~~~~~

Bohneneintopf
mit Kartoffel

1 Zwiebel

600 g vorwiegend
festkochende Kartoffeln

1 Dose weiße Bohnen
(Abtropfgewicht 240 g)

1 Dose Kidneybohnen
(Abtropfgewicht 240 g)

3 EL Rapsöl

2 EL Tomatenmark

1 Dose stückige Tomaten
(400 g)

1 TL edelsüßes Paprikapulver

Salz

Pfeffer

½ Bund Petersilie

Für 4 Personen

Die Zwiebel schälen und fein hacken. Die Kartoffeln schälen und klein würfeln. Die Bohnen abgießen, abspülen und abtropfen lassen.

Das Öl in einem Topf erhitzen und die Zwiebel andünsten. Die Kartoffeln zugeben und 3–4 Minuten anbraten. Das Tomatenmark zufügen und kurz anrösten.

Stückige Tomaten und 250 ml Wasser zufügen und zugedeckt bei mittlerer Hitze ca. 20 Minuten garen, bis die Kartoffeln gar sind. Bei Bedarf noch etwas Wasser zugeben. Kurz vor Ende die Bohnen zufügen und erwärmen. Mit Paprikapulver, Salz und Pfeffer würzen.

Die Petersilie waschen, trocken schütteln, die Blätter von den Stielen zupfen und fein hacken.

Den Bohnen-Kartoffel-Eintopf mit Petersilie bestreuen und servieren.

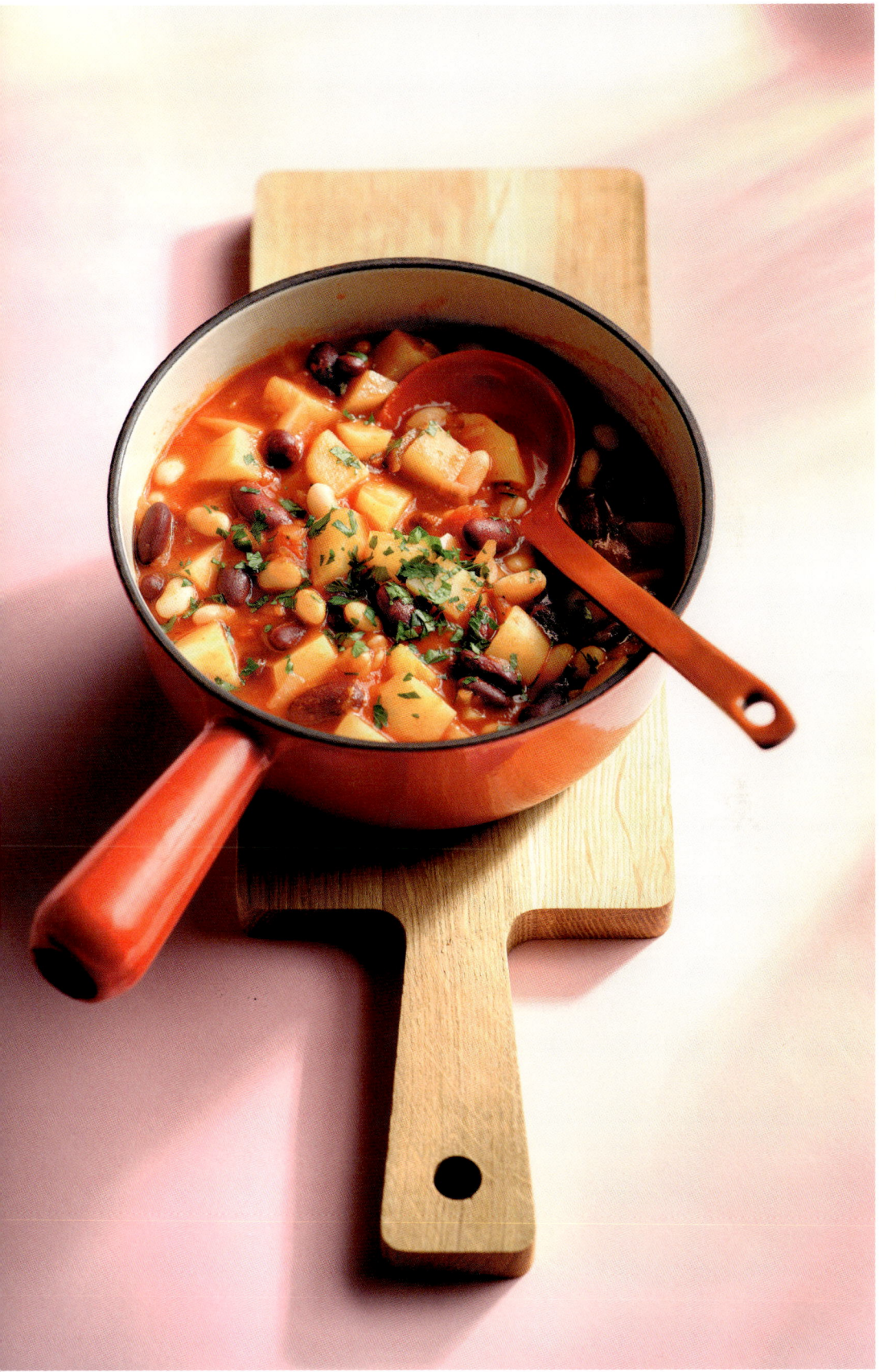

Zubereitungszeit: 20 Minuten
Backzeit: 30 Minuten

~~~~~~~~

Schnelle Grünkohlquiche
ohne Boden

500 g zarte Grünkohlblätter
1 Zwiebel
1 Knoblauchzehe
2 EL Olivenöl
Salz
Pfeffer
2 Eier (Gr. M)
250 g saure Sahne
50 ml Milch
150 g Gouda
frisch geriebene Muskatnuss
½ TL edelsüßes Paprikapulver

AUSSERDEM:
Springform (24 cm Durchmesser), mit Backpapier ausgelegt (alternativ Tarteform mit Öl ausgepinselt)

Für 1 Quiche (12 Stück)

Den Grünkohl waschen, putzen und in Streifen schneiden. Zwiebel und Knoblauch schälen und fein hacken. Das Öl in einer Pfanne erhitzen und Zwiebel und Knoblauch anschwitzen. Die Grünkohlblätter und 6–8 EL Wasser zugeben. Bei mittlerer Hitze unter Rühren den Grünkohl zusammenfallen lassen, bis die Flüssigkeit verdampft ist. Vom Herd nehmen und mit Salz und Pfeffer würzen. Leicht abkühlen lassen.

Den Backofen auf 200 °C (Ober-/Unterhitze) vorheizen.

In einer Schüssel Eier, saure Sahne und Milch verquirlen. Den Käse reiben und untermischen. Mit Muskatnuss, Paprikapulver, Salz und Pfeffer abschmecken. Den Grünkohl mit der Eiermasse vermischen und in die Form füllen.

Im Backofen auf der mittleren Schiene 25–30 Minuten backen, bis die Eiermasse gestockt ist. Herausnehmen und in der Form kurz abkühlen lassen.

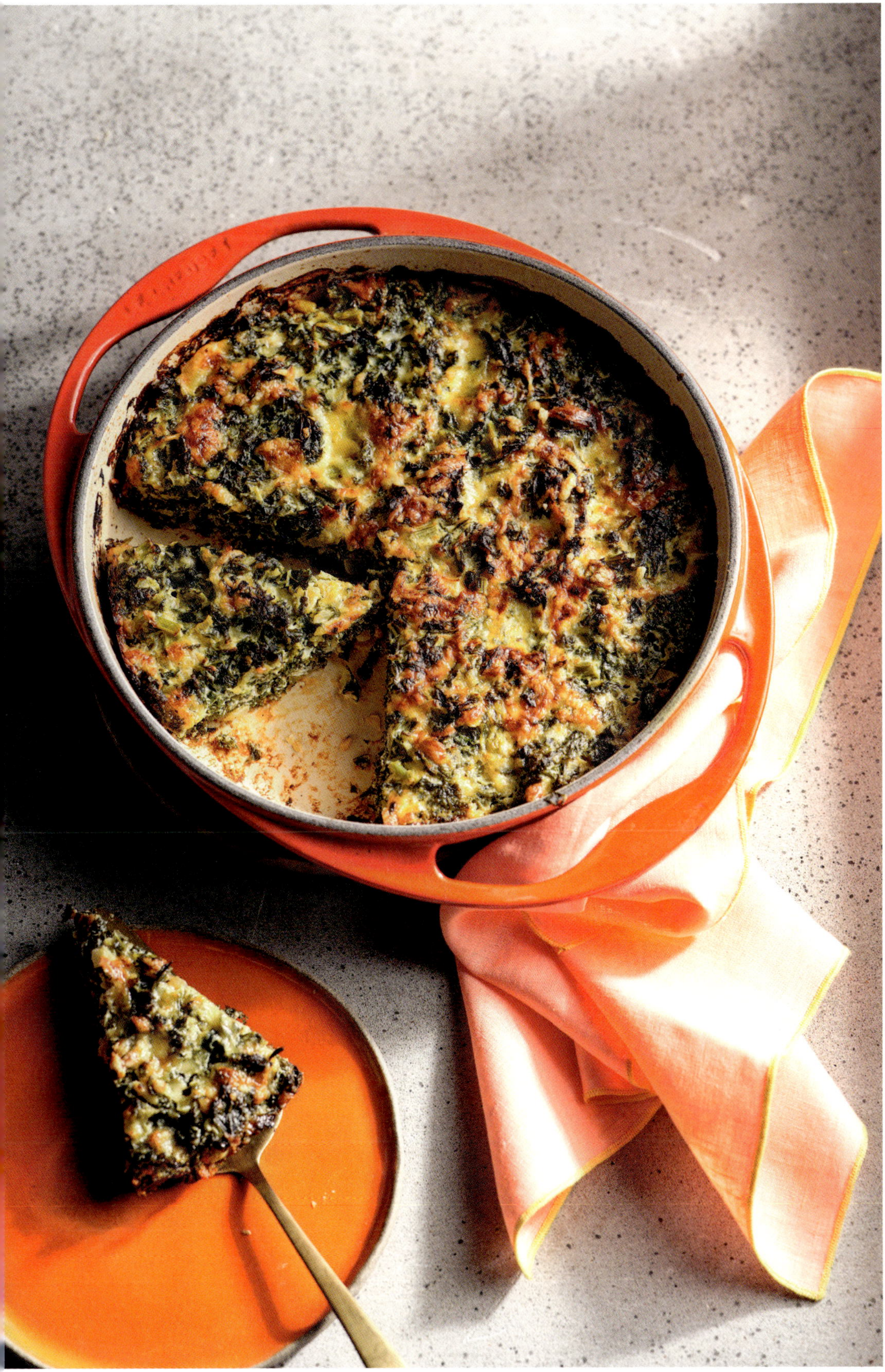

Zubereitungszeit: 40 Minuten
Backzeit: 20 Minuten

~~~~~~~~

Dinkel-Zitronen-Risotto
mit Ofenspargel

200 g weißer Spargel

200 g grüner Spargel

2 Knoblauchzehen

Salz

Pfeffer

5 EL Olivenöl

1 Zwiebel

150 g Dinkel wie Reis (Dinkelreis, Fertigprodukt)

ca. 500 ml heiße Gemüsebrühe

1 Bio-Zitrone

2 EL Butter

50 g geriebener Parmesan

AUSSERDEM:

Basilikumblätter zum Servieren

Für 2 Personen

Den Backofen auf 180 °C vorheizen. Ein Backblech mit Backpapier auslegen. Den weißen Spargel unter dem Kopf beginnend und den grünen Spargel im unteren Drittel schälen. Eine der Knoblauchzehen schälen und in Scheiben schneiden. Alles auf dem Backblech verteilen. Mit Salz und Pfeffer würzen und mit 3 EL Olivenöl beträufeln. Im Backofen auf der mittleren Schiene ca. 20 Minuten garen.

Für das Risotto die Zwiebel und die zweite Knoblauchzehe schälen und fein hacken.

In einem Topf das restliche Olivenöl erhitzen. Die Zwiebel und den Knoblauch anschwitzen. Den Dinkelreis zugeben und kurz mitbraten. Nach und nach die Gemüsebrühe zugießen. Dabei sollte der Dinkel die Flüssigkeit aufgenommen haben, bevor die nächste Portion dazugegossen wird. Alles 20–25 Minuten bei schwacher Hitze garen, dabei gelegentlich umrühren.

Die Zitrone heiß abspülen und die Schale abreiben. Die Zitrone halbieren und eine Hälfte auspressen. Die Butter und den Parmesan unter das Risotto rühren und mit Zitronenabrieb, -saft, Salz und Pfeffer abschmecken. Auf Teller verteilen und den Spargel darauf anrichten. Mit Basilikum bestreut servieren.

TIPP

Statt Dinkel wie Reis können Sie auch Dinkelkörner verwenden. Diese über Nacht in reichlich Wasser einweichen, dann abgießen, abspülen und in reichlich frischem Wasser ca. 45 Minuten vorgaren.

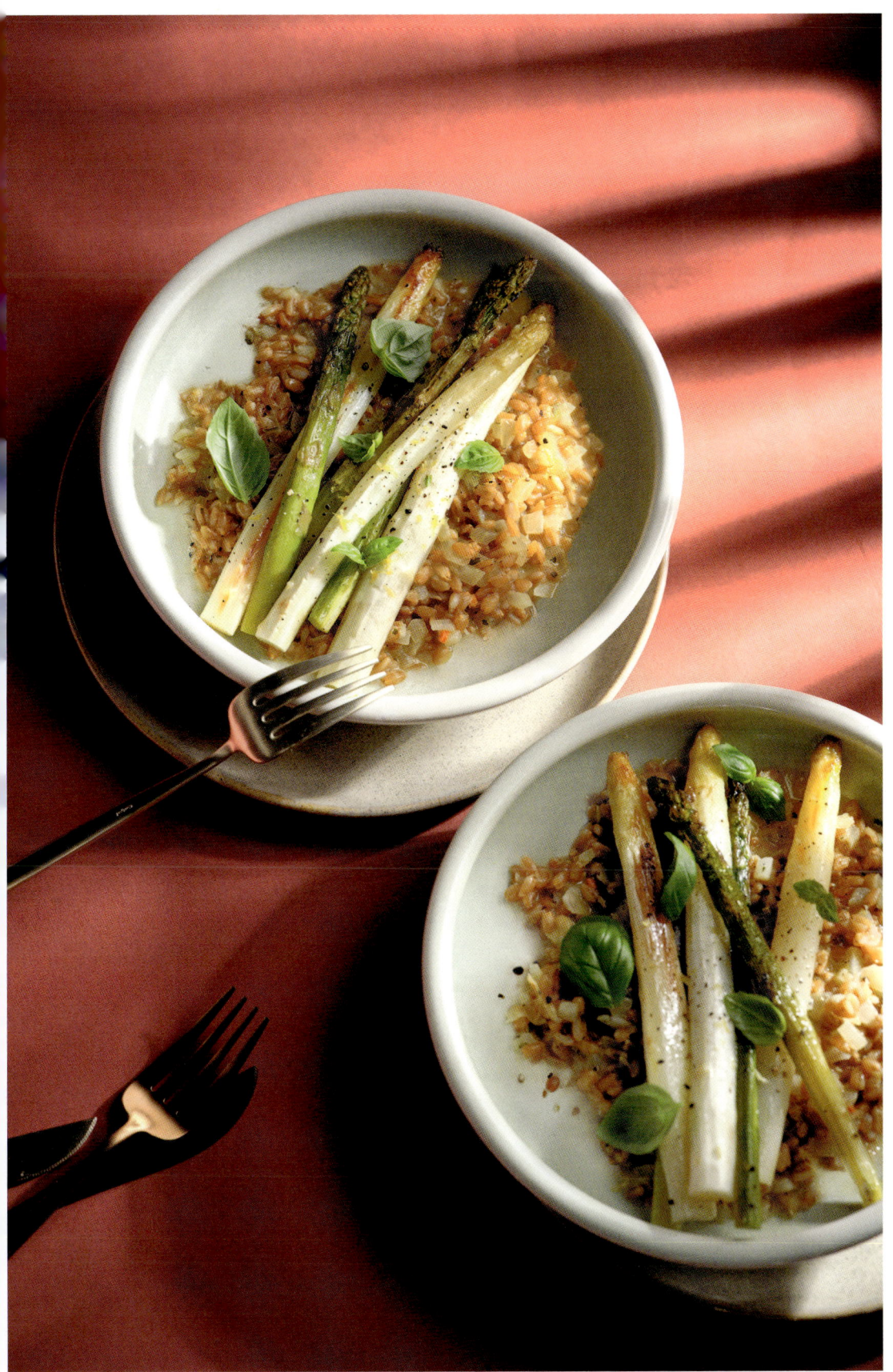

Hirsepfanne
mit Karotten und Hackfleisch

200 g Hirse
1 Knoblauchzehe
je 1 rote und 1 gelbe Paprika
4 Karotten
2 EL Rapsöl
500 g Bio-Rinderhackfleisch
400 ml Gemüsebrühe
Saft von 1 Orange
1 kleiner Bund Petersilie
Salz
Pfeffer

Für 4 Personen
Die Hirse in einem Sieb unter fließend heißem Wasser abspülen und abtropfen lassen. Den Knoblauch schälen und fein hacken. Die Paprika putzen, waschen und in Streifen schneiden. Die Karotten waschen und putzen und klein würfeln.

Das Öl in einer Pfanne erhitzen und den Knoblauch anschwitzen. Das Hackfleisch zufügen und krümelig anbraten. Das Gemüse zufügen und bei kleiner Hitze ca. 8 Minuten braten, dabei gelegentlich umrühren. Die Hirse zugeben und die Brühe aufgießen. Alles aufkochen und bei kleiner Hitze zugedeckt 8–10 Minuten köcheln lassen, zwischendurch umrühren. Den Orangensaft zufügen und umrühren. Die Pfanne vom Herd nehmen und alles zugedeckt 5 Minuten ausquellen lassen.

Die Petersilie waschen, trocken schütteln, die Blätter von den Stielen zupfen und fein hacken. Die Hirsepfanne mit Salz und Pfeffer abschmecken und mit Petersilie bestreut servieren.

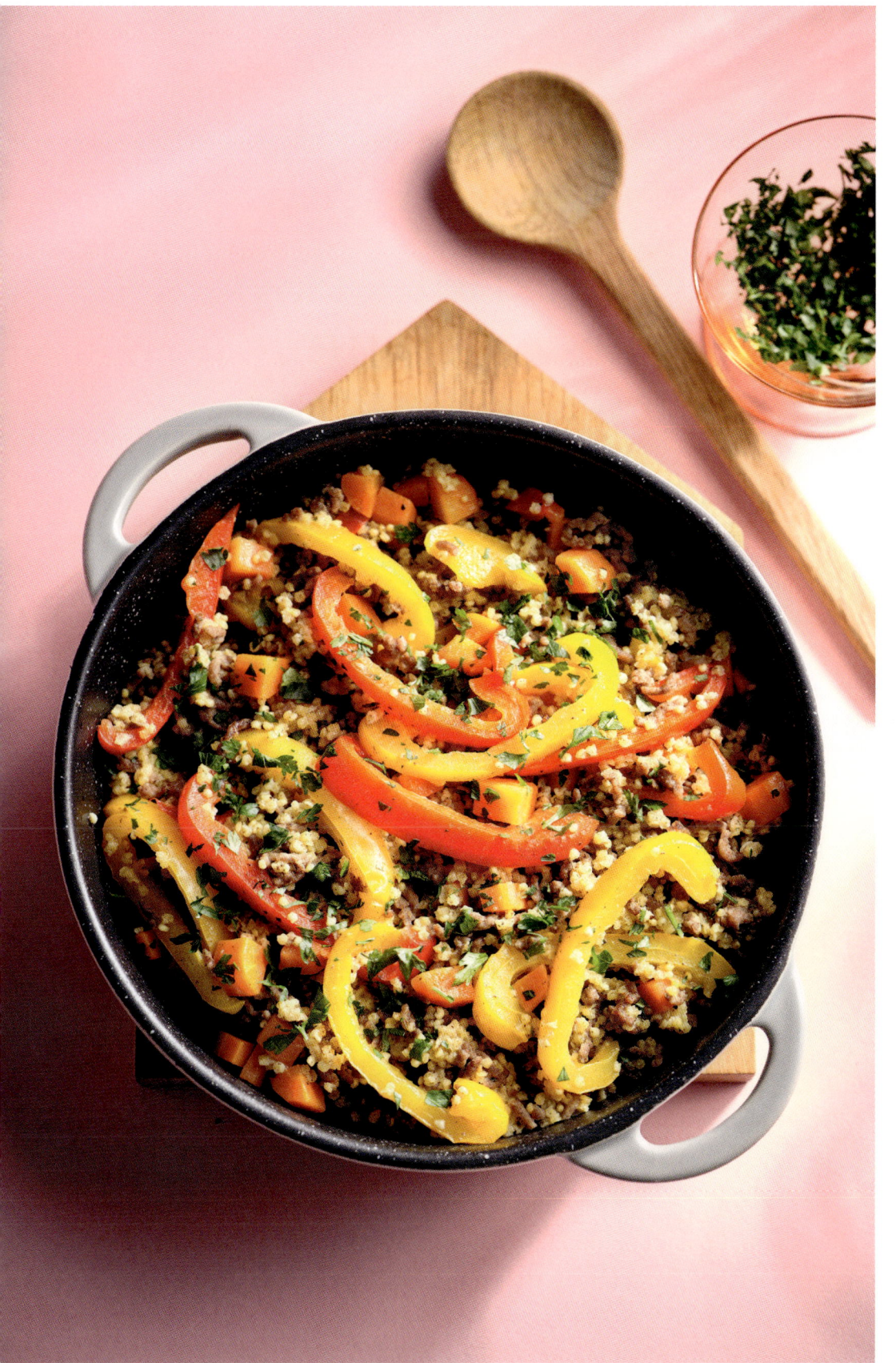

~~~~~~

Herzhafter Hirseauflauf
mit Tomaten, Mais und Spinat

150 g Hirse

1 Knoblauchzehe

1 Zwiebel

2 EL Olivenöl

150 g Tomaten

125 g Baby-Blattspinat

1 Dose Mais
    (Abtropfgewicht 140 g)

150 g Bergkäse

2 Eier (Gr. M)

150 g Ziegenfrischkäse

Salz

Pfeffer

frisch geriebene Muskatnuss

AUSSERDEM:

Auflaufform

Öl zum Ausfetten

<u>Für 4 Personen</u>

Die Hirse in einem Sieb unter fließend heißem Wasser abspülen und abtropfen lassen. Den Knoblauch und die Zwiebel schälen und fein hacken. Das Öl in einem Topf erhitzen und Zwiebel und Knoblauch anschwitzen. Die Hirse zufügen, mit 350 ml Wasser aufgießen und zugedeckt 8–10 Minuten bei kleiner Hitze köcheln lassen. Vom Herd nehmen und ausquellen lassen.

Die Tomaten waschen und klein schneiden. Den Blattspinat putzen, waschen und trocken schütteln. Den Mais abgießen, abspülen und abtropfen lassen. Den Käse reiben. Die Eier mit dem Ziegenfrischkäse verrühren und die Hälfte vom geriebenen Käse unterheben. Mit Salz, Pfeffer und Muskatnuss würzen.

Den Backofen auf 180 °C (Ober-/Unterhitze) vorheizen. Die Auflaufform ausfetten. Die Hirse, das Gemüse und die Eiermasse vermischen, in die Auflaufform füllen und mit dem restlichen Käse bestreuen. Im Backofen auf der mittleren Schiene 25–30 Minuten backen.

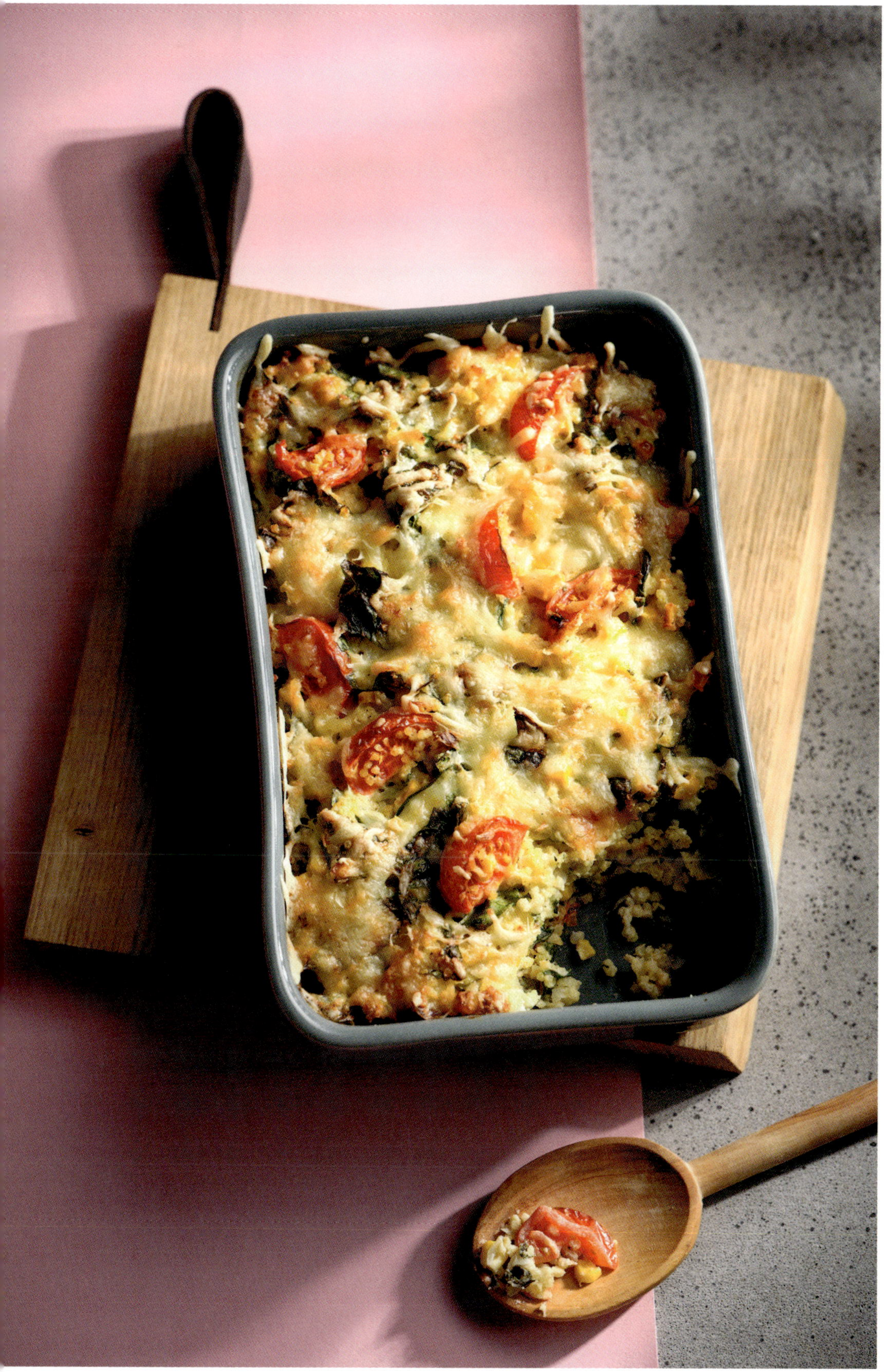

~~~~~~

Kichererbsen-Curry
mit Vollkornreis und BBQ-Hähnchen

200 g Basmati-Vollkornreis

2 Gewürznelken

Salz

1 Zwiebel

1 Knoblauchzehe

2 cm Ingwer

4 Karotten

3 EL Rapsöl

½ TL gemahlener Kreuzkümmel

½ TL gemahlener Koriander

1 EL Currypulver

2 Dosen stückige Tomaten
  (je 400 g Füllgewicht)

2 Dosen Kichererbsen
  (je Abtropfgewicht 240 g)

Pfeffer

Chiliflocken

½ Bund Koriandergrün

FÜR DAS BBQ-HÄHNCHEN:

400 g Hähnchenbrustfilet

1 EL Rapsöl

1 TL geräuchertes Paprikapulver
  (alternativ edelsüßes
  Paprikapulver)

Salz

Pfeffer

Für 4 Personen

In einem Topf 400 ml Wasser, Reis, Gewürznelken und Salz aufkochen und zugedeckt bei kleiner Hitze 35–40 Minuten köcheln lassen.

Zwiebel, Knoblauch und Ingwer schälen und fein hacken. Die Karotten waschen und putzen und in 2 cm große Würfel schneiden. Das Öl in einem Topf erhitzen und Zwiebel, Knoblauch und Ingwer anschwitzen. Kreuzkümmel, Koriander und Currypulver zugeben und kurz mitrösten. Karotten und die stückigen Tomaten dazugeben und bei mittlerer Hitze 25–30 Minuten köcheln lassen. Die Kichererbsen in ein Sieb abgießen, abspülen und abtropfen lassen. Zum Curry geben und weitere 5 Minuten köcheln lassen. Mit Salz, Pfeffer und Chiliflocken abschmecken.

Den Koriander waschen, trocken schütteln, Blätter von den Stielen zupfen und fein hacken. Zur Seite stellen.

Die Hähnchenbrust in Streifen schneiden. In einer beschichteten Pfanne das Öl erhitzen und das Fleisch rundherum 3–4 Minuten anbraten. Mit Paprikapulver, Salz und Pfeffer würzen.

Das Curry mit Koriander bestreuen und mit Reis und BBQ-Hähnchen servieren.

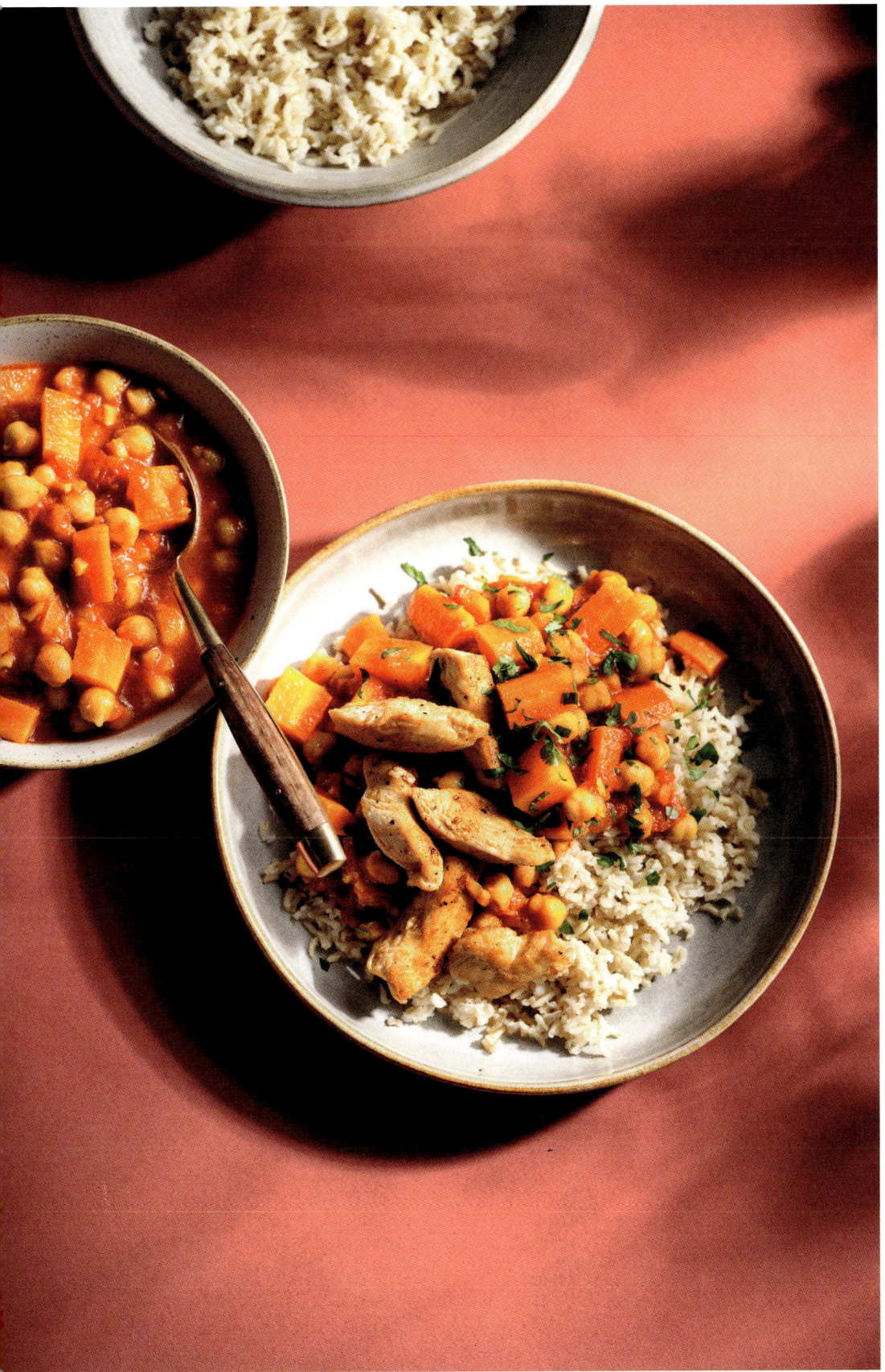

Spinat-Shakshuka
mit Sauerrahm

1 Zwiebel
1 Knoblauchzehe
1 rote Spitzpaprika
500 g frischer Blattspinat
3 EL Olivenöl
½ TL gemahlener
   Kreuzkümmel
1 TL edelsüßes Paprikapulver
Salz
Pfeffer
4 Eier
150 g Sauerrahm
1 Vollkorn-Baguette

Für 4 Personen

Die Zwiebel und den Knoblauch schälen und fein hacken.
Die Paprika putzen, waschen und in Würfel schneiden.
Den Spinat putzen, waschen und trocken schleudern.

In einer Pfanne das Öl erhitzen und Zwiebel und Knoblauch darin andünsten. Die Paprika zugeben und kurz mit anbraten. Den Spinat nach und nach hinzufügen und zusammenfallen lassen. Mit Kreuzkümmel, Paprikapulver, Salz und Pfeffer würzen.

Mit einem Kochlöffel vier Mulden in das Gemüse drücken. Die Eier einzeln aufschlagen und jeweils vorsichtig in eine Mulde gleiten lassen. Die Hitze reduzieren und die Eier zugedeckt bei kleiner Hitze ca. 10–12 Minuten stocken lassen.

Den Sauerrahm in Klecksen darauf verteilen und die Shakshuka in der Pfanne mit dem Vollkorn-Baguette servieren.

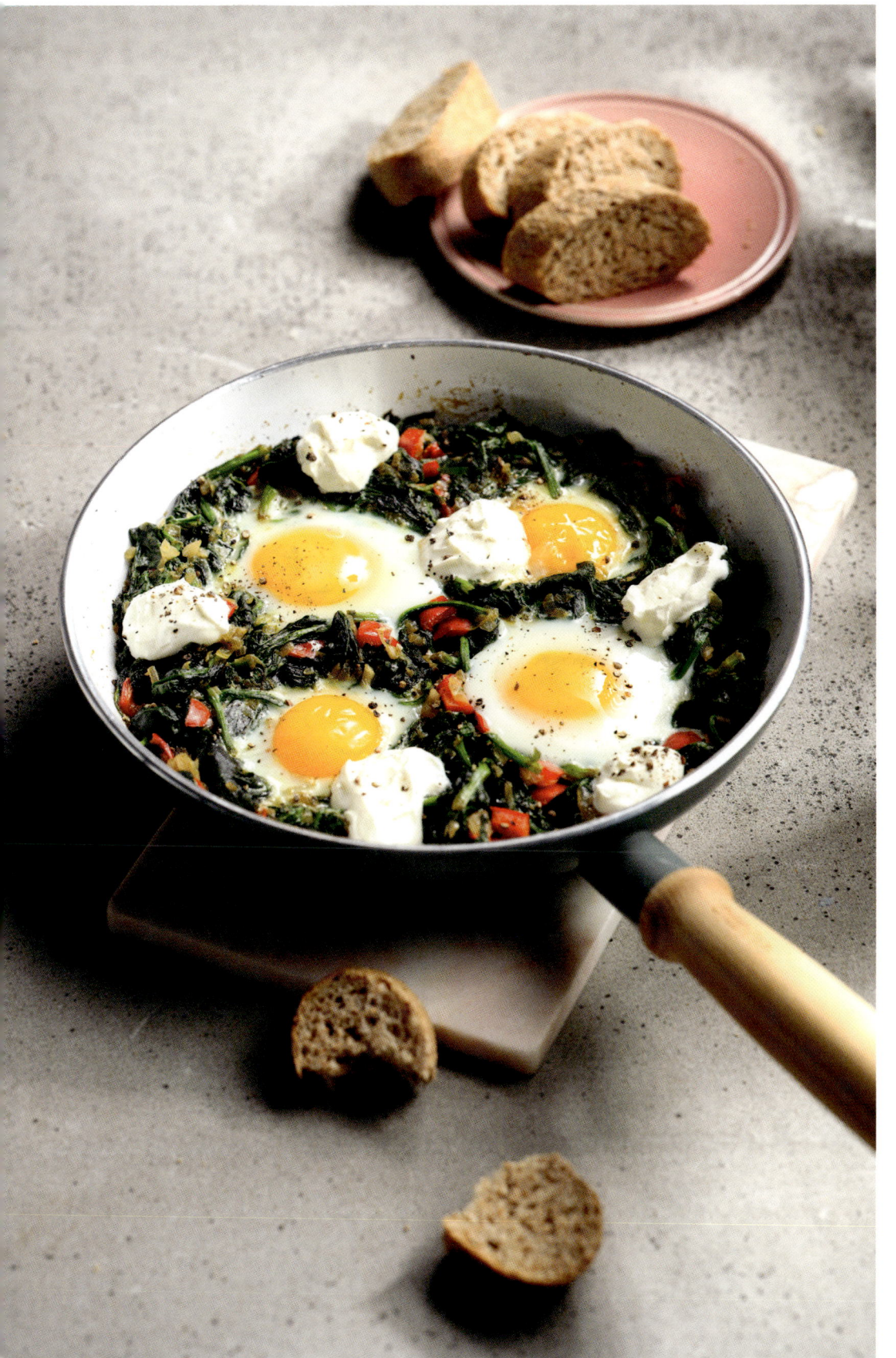

Avocado-Schoko-Mousse
mit Himbeeren

3 getrocknete Datteln
  (entkernt)
2 Avocados
Mark von ½ Vanilleschote
50 g Kakaopulver (ungesüßt)
2 EL Milch

AUSSERDEM:
Himbeeren und Minzblätter
zum Servieren

<u>Für 2 Personen</u>
Die Datteln 10 Minuten in Wasser einweichen. Abgießen und klein schneiden. Die Avocados halbieren, den Kern entfernen und das Fruchtfleisch mithilfe eines Löffels herauslösen.

In einem Mixer Avocado, Vanillemark, Datteln, Kakaopulver und Milch zu einer homogenen Masse pürieren.

Auf zwei Schälchen verteilen und nach Belieben mit Himbeeren und Minzblättern servieren.

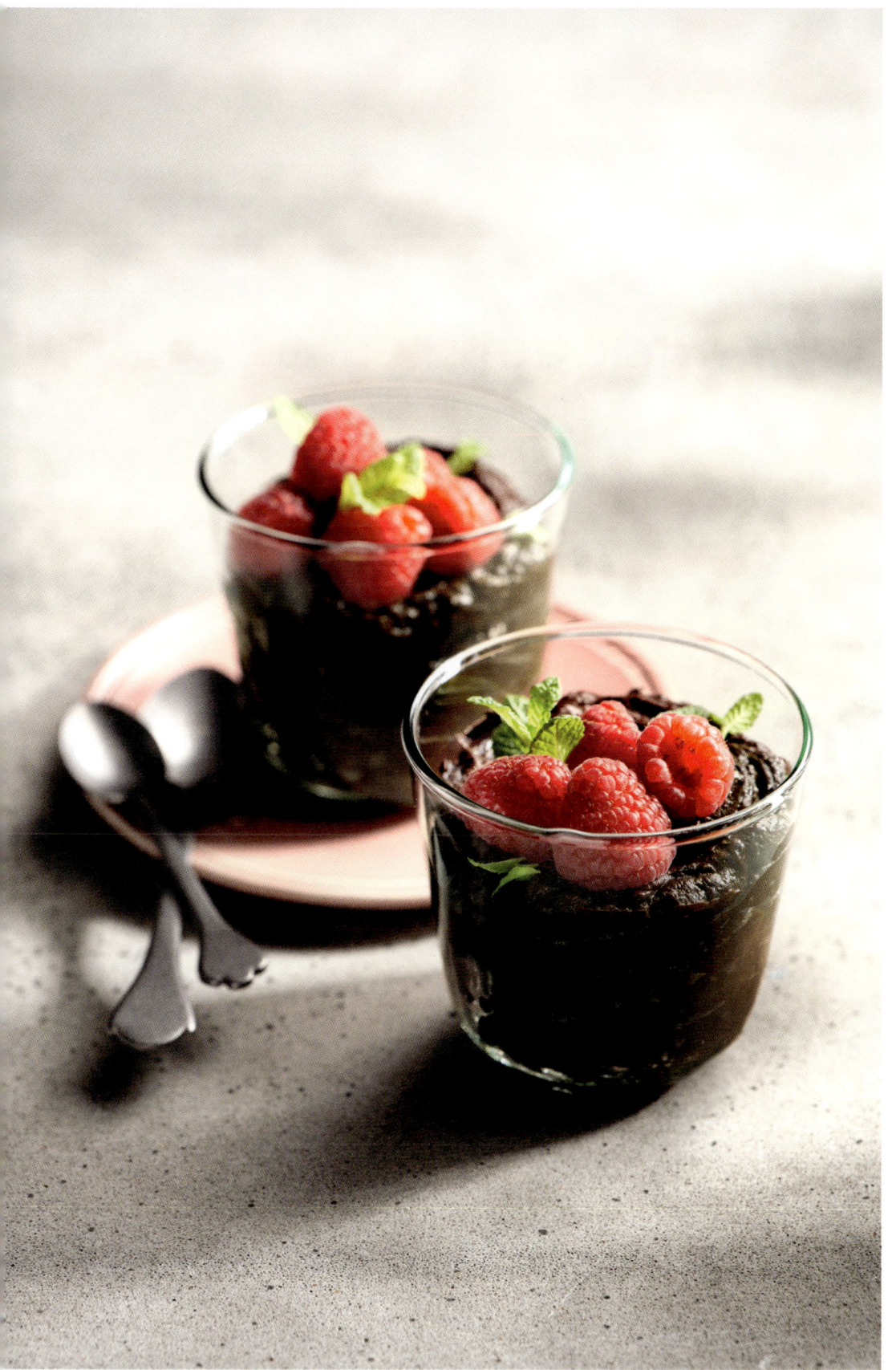

Erdbeercreme
mit Zitronenmelisse

250 g Erdbeeren
500 g Magerquark
1 EL Leinöl
2 Stiele Zitronenmelisse
(alternativ Minze)

Für 2 Personen

Die Erdbeeren waschen, putzen und klein schneiden. Den Quark mit etwas Wasser glattrühren und das Leinöl untermischen.

Die Quarkcreme auf zwei Schalen verteilen und die Erdbeeren darauf anrichten. Die Zitronenmelissen waschen, trocken schütteln und die Blättchen abzupfen. In feine Streifen schneiden und über die Erdbeercreme streuen. Sofort servieren.

TIPP
Statt Erdbeeren schmecken auch Himbeeren, Heidelbeeren, Johannisbeeren oder Stachelbeeren in der Creme.

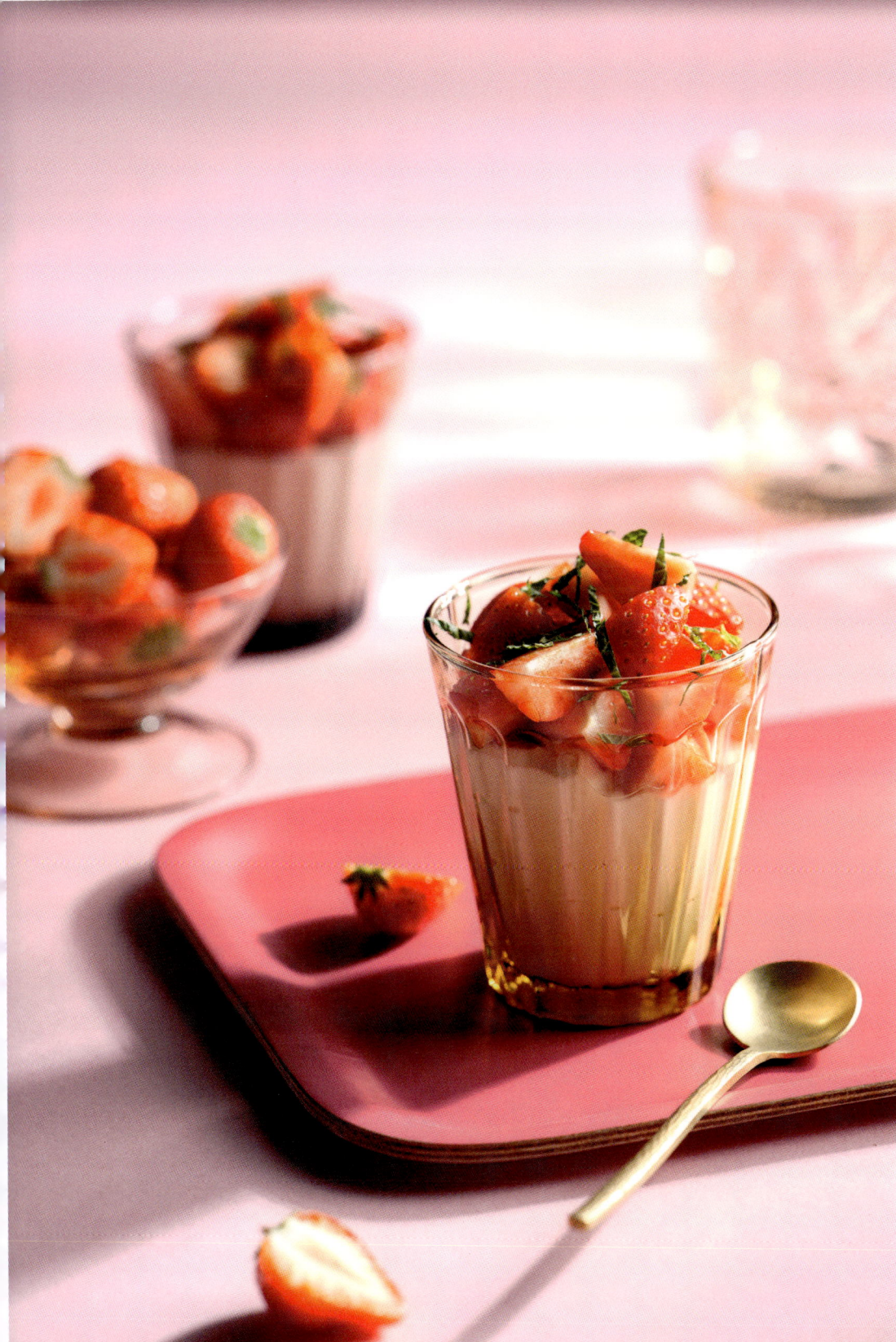

~~~~~~

Schoko-Oats
mit Kirschen und Joghurt-Topping

200 g Kirschen
   (alternativ ungesüßte
   Kirschen aus dem Glas)
1 reife Banane
240 g kleinblättrige Haferflocken
50 g Kakaopulver (ungesüßt)
1 Prise Salz
400 ml Milch
250 g Naturjoghurt
¼ TL Zimtpulver

AUSSERDEM:
Auflaufform
Neutrales Öl zum Ausfetten

Für 4 Personen

Den Backofen auf 180 °C (Umluft) vorheizen. Die Auflauf-form ausfetten.

Die Kirschen waschen und entsteinen (Kirschen aus dem Glas abtropfen lassen, Saft anderweitig verwenden). Die Banane schälen und mithilfe einer Gabel zerdrücken.

In einer Schüssel Bananenmus, Haferflocken, Kakao, Salz und Milch vermischen. Die Kirschen unterheben. Die Masse in die Form füllen und gleichmäßig verstreichen. Im Back-ofen auf der mittleren Schiene 18–20 Minuten backen.

Den Joghurt mit Zimt verfeinern und zu den Schoko-Oats servieren.

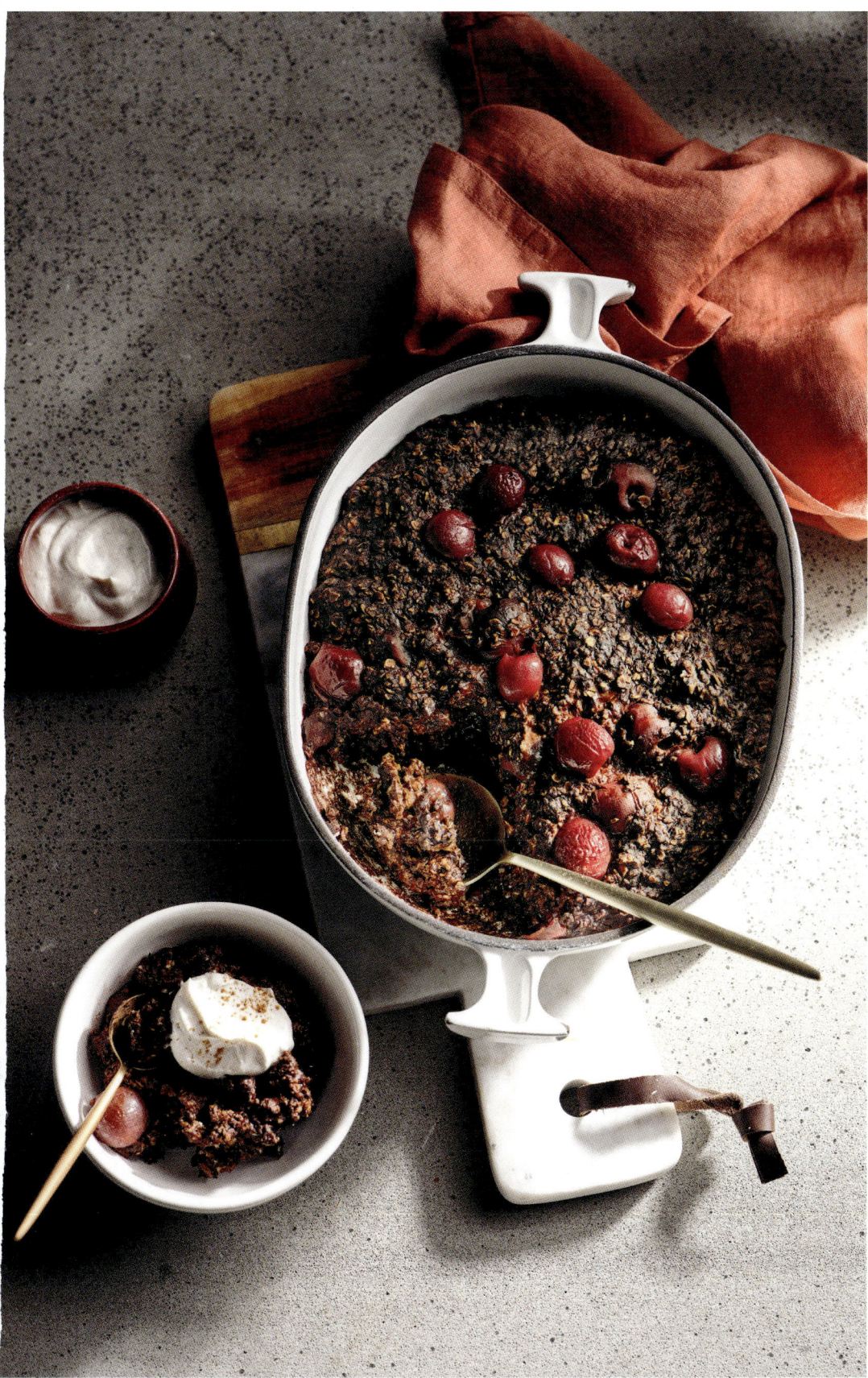

Süßer Couscous
mit buntem Beerensalat

½ Vanilleschote
400 ml Milch
40 g Rosinen
200 g Vollkorn-Couscous
1 Bio-Limette
150 g Johannisbeeren
200 g Himbeeren
200 g Heidelbeeren
150 g Stachelbeeren
4 Stiele Minze

AUSSERDEM:
4 kleine Rispen rote
Johannisbeeren zum
Anrichten

Für 4 Personen

Die Vanilleschote mit einem scharfen Messer aufschlitzen und das Mark herauskratzen. Die Milch, Vanillemark und Rosinen in einen Topf geben und aufkochen. Den Couscous einrühren, dann den Topf vom Herd nehmen und zugedeckt 5 Minuten ausquellen lassen (bzw. nach der Zeitangabe auf der Packung zubereiten).

Inzwischen die Limette heiß abspülen und die Schale abreiben. Die Limette halbieren und den Saft auspressen. Die Johannisbeeren von den Rispen streifen. Alle Beeren waschen und trocken tupfen. Die Minze waschen, trocken schütteln, die Blätter abzupfen und in feine Streifen schneiden. Die Beeren vorsichtig mit Limettensaft, -abrieb und Minze mischen.

Den Couscous mit einer Gabel auflockern und auf vier Schalen verteilen, den Beerensalat darauf verteilen und je einer Rispe Johannisbeeren anrichten.

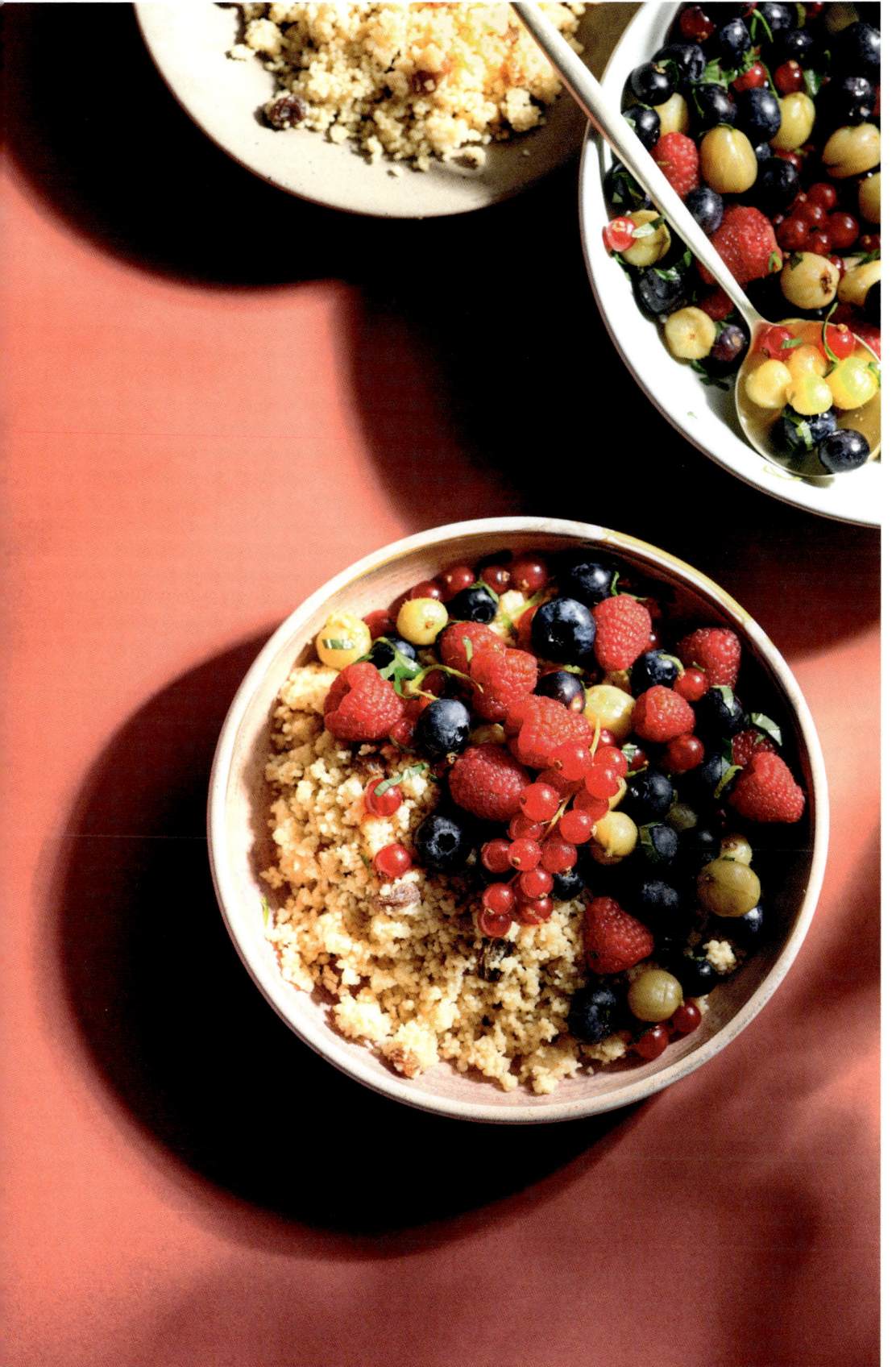

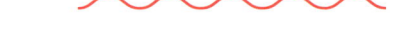

Energie-Kugeln
mit Mandeln und Sonnenblumenkernen

50 g getrocknete Feigen
50 g getrocknete Aprikosen
60 g Mandeln
40 g Sonnenblumenkerne
1 EL Leinsamen
1 EL Kakaopulver (ungesüßt)

Für ca. 25 Kugeln

Die Feigen und Aprikosen in heißem Wasser etwa 10 Minuten einweichen. Anschließend abgießen und klein schneiden. Alle Zutaten in einer Küchenmaschine oder einem Mixer zu einer geschmeidigen Masse mixen.

Aus der Teigmasse mit den Händen etwa 25 walnussgroße Kugeln formen.

Luftdicht verpackt halten sich die Energiekugeln gekühlt etwa 1 Woche. Alternativ portionsweise einfrieren.

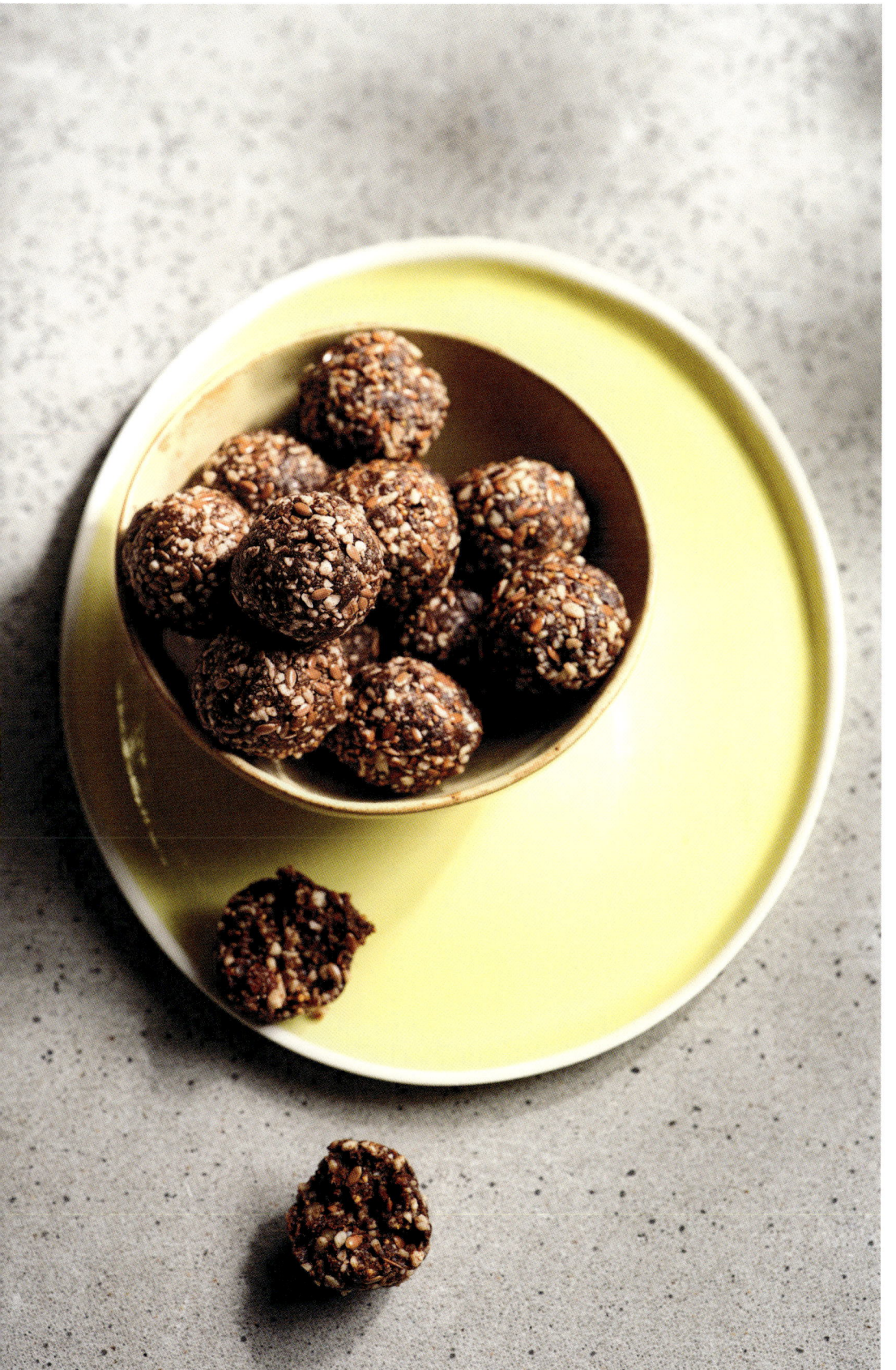

Liebe Leserin, lieber Leser,
hat Ihnen dieses Buch gefallen? Dann freuen wir uns über
Ihre Weiterempfehlung! Erzählen Sie Ihren Freund:innen davon,
Ihrer Buchhandlung oder bewerten Sie es online.

Wollen Sie weitere Informationen zu unserem Programm?
Möchten Sie mit der Autorin in Kontakt treten? Wir freuen uns auf
Austausch und Anregung unter leserstimme@styriabooks.at

Inspiration, Geschenkideen und gute Geschichten finden
Sie auf www.styriabooks.at

IMPRESSUM

© 2023 by Kneipp Verlag
in der Verlagsgruppe Styria GmbH Co KG
Wien – Graz

Alle Rechte vorbehalten
ISBN 978-3-7088- 0830-7

Covergestaltung: Elmar Birk, Done by People
Layout und Satz: Christa Marek
Projektleitung: Ilka Grunenberg
Druck und Bindung: DZS Grafik, d.o.o.

Printed in the EU
7 6 5 4 3 2 1